Bibliothèque de Philosophie scientifique

Dr APERT

Médecin de l'Hôpital des Enfants

L'Hérédité morbide

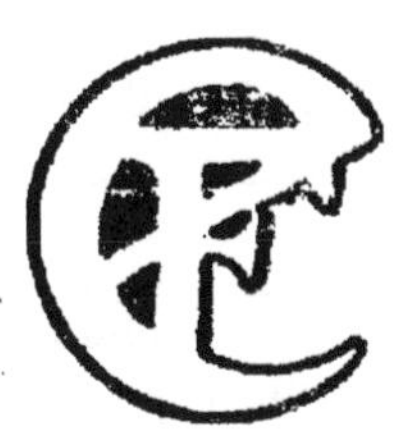

PARIS

ERNEST FLAMMARION, ÉDITEUR

26, RUE RACINE, 26

3° HISTOIRE GÉNÉRALE

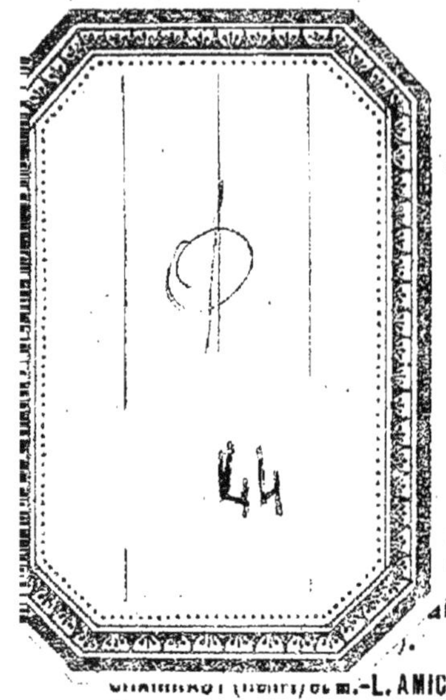

éputé à la Douma.
mille).

ie et l'Europe

Découvertes
e).

nds inspirés
ne d'Arc.

nstitut. **L'Into-**
olitique (4°n.).

général de Bel-
mille).

ande-Bretagne

...........noi (nenr/ et m.-L. AMICI-GROSSI. **L'Ita-**
lie en guerre.

COLIN (J.), Général. **Les Transforma-**
tions de la Guerre (6° mille)

COLIN (J.), Général. **Les Grandes Batail-**
les de l'Histoire. *De l'antiquité à 1913.* (6°m.)

GENNEP. **Formation des Légendes** (5°m.)

HARMAND (J.), ambassadeur. **Domination**
et Colonisation.

HILL, ancien ambassadeur. **L'Etat moderne.**

LEGER (Louis), de l'Institut. **Le Pansla-**
visme (4° mille).

LICHTENBERGER (H.), professeur adjoint à la
Sorbonne **L'Allemagne moderne** (14° m.).

LICHTENBERGER (H.) et Paul PETIT. **L'Impé-**
rialisme économique allemand (7° m.).

MEYNIER (Commandant O.), pr à l'École militaire
de Saint-Cyr. **L'Afrique noire** (5° mille).

MICHELS (Robert). Professeur à l'Université
de Turin. **Les Partis Politiques** (4° m.).

MUZET (A.). **Le Monde balkanique** (5° n.).

NAUDEAU (Ludovic). **Le Japon moderne,**
son Evolution (11° mille).

OLLIVIER (E.), de l'Académie française. **Philo-**
sophie d'une Guerre (1870) (6° mille).

OSTWALD (W.), professeur à l'Université de
Leipzig. **Les Grands Hommes** (4° mille).

4° HISTOIRE DES DÉMOCRATIES

AURIAC (Jules d'). **La Nationalité fran-**
çaise, sa formation.

BATIFFOL (Louis). **Les Anciennes Répu-**
bliques alsaciennes (5° mille).

BLOCH (G.), professeur à la Sorbonne. **La**
République romaine (4° mille).

BORGHÈSE (Prince G.). **L'Italie moderne**
(4° mille).

CAZAMIAN (Louis), m° de Conférences à la
Sorbonne. **L'Angleterre moderne** (7° m.)

CHARRIAUT. **La Belgique moderne** (8° m.).

COLSON (C.), de l'Institut. **Organisme écono-**
mique et Désordre social (5° mille).

CROISET (A.), de l'Institut. **Les Démocra-**
ties antiques (9° mille).

DIEHL (Charles), de l'Institut. **Une Répu-**
blique patricienne. Venise (6° mille).

GARCIA-CALDERON (F.). **Les Démocraties**
latines de l'Amérique (5° mille).

HANOTAUX (Gabriel), de l'Académie française.
La Démocratie et le Travail (7° mille)

LE BON (Dr Gustave). **La Révolution Fran-**
çaise et la Psychologie des Révolu-
tions (13° mille).

LUCHAIRE J.) Dr de l'Institut de Florence.
Les anciennes Démocraties italiennes.

PIRENNE (H.), Profr à l'Université de Gand.
Les anciennes Démocraties des Pays-
Bas (4° mille).

ROZ (Firmin). **L'Energie américaine** (9° n.).

L'Hérédité morbide

AUTRES OUVRAGES DU MÊME AUTEUR

Les Enfants retardataires, in-16.

La Goutte et son traitement, in-16.

Traité des Maladies familiales et des affections congéni-tales, in-8.

Traité de Pathologie générale (en collaboration avec M. Hallopeau), 6ᵉ édition, in-8º.

Précis des Maladies de l'enfance, 2ᵉ édition, in-8º (traduit en espagnol).

Hygiène de l'enfance : *l'enfant bien portant, l'enfant malade,* in-16 (traduit en espagnol).

Bibliothèque de Philosophie scientifique

Dr APERT

MÉDECIN DE L'HÔPITAL DES ENFANTS

L'Hérédité morbide

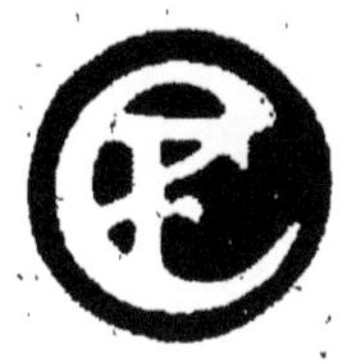

PARIS

ERNEST FLAMMARION, ÉDITEUR

26, RUE RACINE, 26

1919

PRÉFACE

L'hérédité morbide est un facteur dont l'importance en pathologie, en hygiène, en médecine sociale, ne saurait être trop hautement affirmée. L'hérédité gouverne le monde : les vivants agissent, mais en eux les morts parlent et les font ce qu'ils sont. Nos ancêtres revivent en nous ; nous leur devons nos qualités et nos défauts, notre santé robuste ou délicate. Quelques maladies n'ont aucune autre raison d'être que l'hérédité ; les autres, dites accidentelles, reconnaissent d'autres causes immédiates : intempéries, fautes alimentaires, intoxications, actions microbiennes, mais de l'hérédité dépend le plus souvent la façon dont notre organisme leur résiste, les combat, les terrasse, ou au contraire succombe à leurs assauts.

Dans l'imposant mouvement actuel en faveur de la santé publique, peut-être n'apprécie-t-on pas à sa valeur la considération de *l'hérédité morbide*.

Pourtant, du fait des circonstances, l'importance de cette hérédité morbide va croître de plus en plus. Autrefois, une mortalité énorme, inhérente aux conditions défectueuses de vie, à l'ignorance, à la promiscuité, à la misère, était compensée, et bien au delà, par une natalité se maintenant sans restriction à son taux naturel. Actuellement la natalité est devenue minime en France du fait des restrictions volontaires; elle ne dépasse guère la mortalité; pour maintenir celle-ci à un chiffre relativement bas, il n'est pas trop de tous les progrès de la médecine et de l'hygiène, car les conditions de vie actuelle ont développé des causes de mortalité qui n'existaient pas autrefois: l'accumulation de population dans les villes, le surmenage, l'alcoolisme, la débauche favorisent l'affaiblissement de l'organisme, la transmission des maladies infectieuses, les contagions vénériennes, la tuberculose; la facilité des communications permet l'extension rapide des épidémies. Certes nous sommes mieux armés qu'autrefois pour combattre les maladies. L'aisance est plus générale, l'alimentation des classes les plus pauvres est plus abondante et plus saine, les notions de propreté corporelle et d'hygiène générale sont plus répandues et mieux appliquées, nous disposons d'une thérapeutique autrement efficace qu'autrefois; nous savons prévenir la variole, la diphtérie, la fièvre typhoïde naguère si meurtrières; les grandes pandémies ne se voient plus; le choléra, la fièvre jaune, la peste sont arrêtés au seuil des régions civilisées; la charité et la solidarité ont pris les formes les plus ingénieusement efficaces; la lutte contre la mortalité infantile et celle contre la tuberculose ont donné des résultats très encourageants. Mais cette amélioration même des conditions hygiéniques générales de la population augmente l'importance de l'étude de l'*hérédité morbide*

Autrefois, en effet, devant l'affluence de toutes ces causes de mort, seuls les plus résistants subsistaient ; les moins bien doués, les affaiblis, les tarés, disparaissaient de bonne heure et le plus souvent avant d'avoir atteint l'âge de la reproduction. Actuellement ces sujets inférieurs sont protégés contre les causes naturelles de disparition ; non seulement ils survivent, mais ils se reproduisent ; eux et leurs descendants font la plus grosse part de la foule des névropathes et des intoxiqués : hystériques, aliénés, alcooliques, morphinococaïnomanes, dégénérés de tout acabit. Nous avons vaincu les grandes épidémies, mais nous sommes menacés par une autre tête de l'hydre, moins terrifiante, plus sournoise, mais peut-être plus malfaisante : c'est la *dégénérescence de la race*, conséquence de l'*hérédité morbide*, favorisée par cette suppression artificielle de la sélection naturelle. Mais contre ce nouveau danger, nous ne sommes pas non plus désarmés. Ce que nous savons déjà de l'*hérédité morbide*, de ses modalités, de ses causes, de ses effets permet dès maintenant d'opposer à ses ravages une prophylaxie et une thérapeutique rationnelles et maintes fois efficaces.

En conséquence, la société a beaucoup à gagner à la diffusion de nos connaissances sur l'hérédité morbide. De très grands malheurs pourraient être évités si l'on tenait compte davantage de ces connaissances quand il s'agit de décider d'un mariage, ou de la façon d'élever des enfants, ou du choix d'une carrière, et même dans mille petites circonstances de la vie courante. Certes les conseils d'un médecin devront alors être mis à profit ; mais encore est-il bon que le public ait d'avance quelque idée des cas où l'*hérédité* peut jouer un rôle et où les conseils du médecin pourront être efficaces. Trop souvent les médecins sont appelés uniquement en cours de maladie aiguë et cessent de voir leur malade dès que la convalescence commence. Aussi certains praticiens arrivent-ils à se désintéresser des questions plus générales où leur intervention n'est susceptible d'efficacité que pour un avenir éloigné. Peut-être cela tient-il aussi à ce que ces questions d'*hérédité morbide* n'ont guère fait l'objet de publications faciles à lire et que les acquisitions nouvelles qui les concernent sont restées éparses dans des articles de revues ou des chapitres d'encyclopédies. En les vulgarisant ici, je crois faire œuvre intéressante et utile. L'extension des connaissances sur l'hérédité morbide, non seulement dans le monde médical, mais aussi dans le grand public, peut puissamment aider au bon développement de la nation, à la reconstitution dans de bonnes conditions de la jeunesse française si gravement éprouvée par la terrible agression qu'elle vient de repousser avec tant de vaillance. Contrairement à des prévisions pessimistes, il est à croire que cette épreuve ne fera que mieux tremper la race; encore faut-il que la lutte contre les grands fléaux : tuberculose, syphilis, alcoolisme, soit menée, non pas à l'aveugle, mais avec la conscience claire des résultats à obtenir et des procédés par lesquels ils peuvent être obtenus; encore faut-il que les causes de dégénérescence soient connues et combattues, non seulement d'une façon vague et générale, mais dans l'application concrète à chaque cas particulier.

Inversement à ce qu'on a cru longtemps, les tares de dégénérescence sont loin d'être fatalement et indéfiniment transmissibles. La « régénérescence de la race » commence dès que cesse l'action des influences nuisibles; cette régénérescence n'a pas pour condition obligatoire l'élimination des lignées dégénérées; l'hérédité ancestrale survit sous les modifications dégénératives dues à l'influence de l'hérédité morbide, et reprend le dessus dans les générations ultérieures dès que les agents pernicieux n'agissent plus pour les modifier. C'est à cette constatation heureuse qu'ont abouti mes études; elle n'est pas encore généralement admise; mais les faits parlent clairement en sa faveur. Elle a pour corollaire la promesse que les efforts pour la régénération de la race peuvent et doivent être efficaces. C'est un puissant encouragement et je serai heureux si par ce petit livre je puis pour une minime part contribuer à orienter heureusement ces efforts.

Outre ce point de vue général, social, j'ai cherché à donner dans ce livre les conseils efficaces que comportent les divers cas particuliers en ce qui concerne la prophylaxie individuelle des conséquences pernicieuses que peut avoir l'hérédité morbide. Il n'est pas de couple qui puisse prétendre être assez sain et de race assez pure pour promettre à coup sûr une descendance louable en tous points. Dans bien des cas quelques indications opportunes peuvent être fécondes en heureux effets. Je n'ai pas manqué de libeller clairement ces indications afin que chacun puisse trouver celle qui est appropriée à la circonstance.

En un mot j'ai cherché à être efficacement utile

tant au point de vue social qu'au point de vue privé, tant en ce qui concerne la santé publique et la race, qu'en ce qui concerne l'individu.

J'ai cherché d'autre part à exposer la question de telle façon qu'elle puisse être facilement intelligible aux personnes ayant une bonne culture générale en dehors de toutes études médicales. Certes, s'il s'agissait d'écrire un traité complet d'hérédité morbide, comme les modalités de l'hérédité morbide varient considérablement selon les maladies dont il s'agit, il serait nécessaire de passer en revue toutes les maladies. Mais il s'agit pour nous beaucoup plutôt d'exposer les notions générales permettant de se rendre compte de ce qu'est l'hérédité morbide, en nous limitant pour les applications aux maladies les plus fréquentes, connues de tout le monde. Parmi les maladies moins connues, nous serons seulement obligé d'étudier celles qui sont particulièrement curieuses dans leur mode héréditaire et qu'on a appelées les maladies familiales. Pour les autres nous nous bornerons à l'étude des grandes maladies sociales, la tuberculose, les maladies vénériennes, le cancer, les maladies mentales, l'alcoolisme. Nous éviterons de nous servir de termes médicaux trop spéciaux, ou, si nous y sommes obligé, nous aurons soin de les définir explicitement. Nous pensons pouvoir expliquer ce qu'il faut savoir de l'hérédité morbide assez simplement, assez clairement pour être facilement compris même par des lecteurs n'ayant aucunes connaissances médicales.

Mars 1919.

L'hérédité morbide

CHAPITRE I

Définition et division.

Définition de l'hérédité morbide. Hérédité morbide dissemblable et hérédité morbide similaire. Hérédité ancestrale et influences héréditaires incidentelles. Hérédo-intoxications. Hérédo-infections.

On dit qu'il y a *hérédité morbide* quand on constate, chez un individu, un trouble de santé dont l'origine est attribuée à un état de maladie d'un ou plusieurs de ses ascendants.

Cette définition, conforme au sens usuel de la locution « hérédité morbide » exige un commentaire : tandis que le terme hérédité, employé isolément et appliqué à la transmission de génération en génération des caractères normaux, traduit la réapparition, chez les descendants, des particularités des ascendants telles qu'elles existaient chez ceux-ci, il est au contraire habituel que l'hérédité morbide soit *dissemblable*, terme consacré et signifiant que la maladie du descendant est différente, au point de vue classification des maladies, au point de vue *nosologie*, de la maladie de l'ascendant. Ainsi l'*épilepsie* de l'enfant est très souvent la conséquence de l'*absinthisme* du père, bien que cette intoxication n'ait le plus souvent causé chez le père rien d'épileptique ; ainsi encore, une maladie du cœur assez spéciale, le *rétrécissement mitral pur*, s'observe presque exclusivement chez les descendants de *tuberculeux pulmonaires*, et est attribuée légitimement à l'*hérédité tuberculeuse*.

Beaucoup plus rare est l'hérédité morbide *similaire*, c'est-à-dire la transmission par un ascendant à son descendant d'une maladie apparaissant chez ce dernier sous la même forme morbide que chez le premier. Elle est toutefois la règle pour un curieux groupe de maladies rares connues sous le nom de *maladies familiales*, et dans lesquelles on voit des caractères pathologiques se transmettre de génération en génération identiques à eux-mêmes absolument à la façon dont se transmettent les caractères normaux.

Ces faits constituent l'exception. Nous devons néanmoins les étudier en premier lieu, car ils constituent la forme la moins complexe de l'hérédité morbide, et, comme l'affection héréditaire réapparaît dans ces cas toujours sous la même forme de génération en génération, rien n'est plus simple que d'en suivre la transmission.

Mais cette étude des *maladies familiales* ne répond qu'à un tout petit coin du vaste champ de l'hérédité morbide. Beaucoup plus souvent, les maladies des enfants sont dues à des accidents de santé des parents ; bien loin d'être le fait du patrimoine héréditaire transmis de génération en génération dans la lignée, elles sont le résultat d'*actions intercurrentes* qui troublent l'évolution naturelle. Ainsi, quand le père s'est imprégné d'alcool, il engendrera un fils qui sera différent du type habituel de la lignée; ce fils tendra à s'écarter du type habituel du *genre* humain; il tendra à *dégénérer*, et cela parce que le spermatozoïde dont il est né, ou plutôt la cellule testiculaire dont il dérive, a subi, pendant son séjour dans l'organisme paternel, des actions nocives dues au mauvais état de cet organisme. On le voit, malgré le terme consacré d'hérédité morbide, il ne s'agit pas dans ce cas d'hérédité réelle, mais d'influence surajoutée.

Afin de bien expliquer comment l'enfant peut, au cours de son développement, subir l'influence des états morbides dont peuvent être atteints l'un ou l'autre de ses parents, il est nécessaire que nous rappelions les conditions de ce développement.

Comme tout être vivant, l'être humain naît d'un œuf, et comme tout œuf, l'œuf humain résulte de la coalescence de deux éléments cellulaires, dits éléments sexuels, l'élément mâle ou spermatozoïde, venu de l'organisme paternel, l'élément femelle ou ovule venu de l'organisme maternel. Ce dernier se forme dans l'ovaire maternel; tous les mois environ un ovule, arrivé à l'état de maturité, se détache de l'ovaire, est saisi par le pavillon de la trompe utérine, et descend par cette trompe jusque dans la cavité de l'utérus maternel. Dans ce trajet, il rencontre les spermatozoïdes qui, formés dans le testicule paternel, ont été projetés dans les voies génitales maternelles, et ont remonté jusque dans la cavité utérine et la trompe. L'un d'eux pénètre l'ovule.

Notons qu'ovule et spermatozoïde ne sont ni l'un ni l'autre des éléments cellulaires complets. La formation nucléaire que chacun d'eux contient n'a la valeur que d'un demi-noyau, et ne contient que la moitié du nombre des anses nucléaires ou *chromosomes* que contiennent des cellules complètes de la même espèce (12 chromosomes dans l'ovule féminin au lieu de 24 dans les cellules complètes de la femme). Quand le spermatozoïde a pénétré l'ovule, le demi-noyau d'origine paternel se fusionne avec le demi-noyau d'origine maternelle ; cette coalescence transforme l'ovule en œuf ; de cellule incomplète il est devenu cellule complète susceptible désormais, dès que les circonstances extérieures de température, d'humidité, de nutrition seront favorables, de s'accroître, et de se segmenter en éléments cellulaires de plus en plus nombreux restant groupés ensemble pour former l'embryon, premier rudiment du nouvel être.

L'hérédité normale, on le sait, consiste en ce fait que l'œuf, puis l'embryon ainsi formés, ayant de par leur origine une constitution protoplasmique aussi rapprochée que possible de celle qu'avaient originairement l'œuf et l'embryon dont sont issus les parents, doivent se développer sur le même type que ces parents, si les conditions ambiantes sont assez semblables pour permettre ce développement. Si ces conditions sont troublées, le développement est vicié ; il aboutit à des troubles de développement qui, quand ils sont accentués, deviennent incompatibles avec la survie, et alors l'embryon meurt ; quand les conditions sont seulement peu favorables, sans être mortelles, elles n'amènent que des troubles du développement assez légers pour être compatibles avec une survie prolongée ; l'individu se développe, mais est susceptible de présenter un certain nombre d'anomalies dans sa forme extérieure (anomalies morphologiques) ou dans le fonctionnement de ses organes (anomalies fonctionnelles). Il naîtra anormal, malade.

Dans les êtres inférieurs, dont l'embryon se développe libre de toute attache avec l'organisme maternel, on a pu étudier l'influence des causes extérieures susceptibles de troubler le développement. Dans l'espèce humaine, le nouvel être, embryon, puis fœtus [1], pendant les neuf premiers mois de son existence, trouve des conditions de développement beaucoup plus stables. A l'abri des variations de température dans l'utérus maternel, protégé contre les traumatismes par le liquide amniotique dans lequel il flotte, tirant son alimentation du plasma sanguin maternel maintenu lui-même à une composition chimique a peu près constante par des mécanismes autorégulateurs multiples, l'embryon humain a, pendant ces neuf mois, toutes chances de trouver les conditions les plus favorables à son développement, sauf toutefois dans les cas où une maladie de la mère vient altérer, soit la température du milieu (maladies fébriles), soit les conditions mécaniques du développement (maladies des parois utérines), soit surtout la composition chimique du plasma maternel (maladies par intoxications exogènes ou endogènes, par insuffisance des exutoires, par viciations des mécanismes autorégulateurs). Pendant les neuf premiers mois de sa vie, l'enfant continue donc à ressentir les influences

1. Il porte le nom d'embryon dans les trois premiers mois, de fœtus dans les six derniers.

maternelles et son état de santé ultérieur peut s'en ressentir. L'hérédité morbide maternelle joue donc beaucoup plus longtemps et est par suite plus efficace que l'hérédité morbide paternelle. Cette dernière ne peut agir que par l'intermédiaire du spermatozoïde et par les influences que peuvent subir, dans le testicule paternel, l'élément cellulaire dont ce spermatozoïde est issu (hérédité spermatique). L'hérédité morbide maternelle agit au contraire tant sur l'ovule avant la fécondation (hérédité ovulaire) que sur l'œuf, l'embryon et le fœtus jusqu'au moment de la naissance. Il n'est pas souvent facile, dans l'hérédité maternelle, de faire la part de ce qui revient à l'hérédité ovulaire. Mais, par l'étude de l'hérédité paternelle, où l'hérédité morbide par l'élément sexuel est seule possible, on peut se rendre compte que la part qui lui revient est considérable. Les intoxications chroniques du père (on le voit journellement pour l'alcoolisme), ne sont pas beaucoup moins nuisibles au produit de la conception que les intoxications de la mère.

Il n'en est plus de même dans l'hérédité des infections ; là, le sujet est complexe, parce qu'il n'y a pas d'infection (du moins chez les animaux supérieurs), qui ne soit accompagnée d'intoxication par les produits solubles du microbe. Mais, si on analyse le mode d'hérédité des maladies infectieuses, on voit que (du moins d'une façon générale) le père ne transmet pas à l'enfant directement le microbe en nature. Au contraire la mère contagionne très facilement, malgré la barrière qu'apporte le placenta, l'enfant qu'elle porte dans son sein. L'hérédité microbienne est une hérédité maternelle ; quand elle a le père pour origine, la mère est contagionnée d'abord, c'est par l'intermédiaire de la mère que le fœtus est contaminé.

Mais l'hérédité infectieuse paternelle peut agir d'une autre façon. La mère et, par suite l'enfant, restent indemnes de l'infection; mais l'enfant est malvenu parce que le spermatozoïde a été altéré par les toxines de l'infection paternelle. Il n'y a pas dans ce cas véritable hérédité infectieuse; il n'y a pas transmission héréditaire du microbe; il y a seulement influence toxique sur l'élément sexuel paternel et nous rentrons dans le cadre des intoxications.

Nous aurons à développer toutes ces considérations au cours de ce livre. Mais ces premières vues étaient nécessaires pour justifier l'ordre que nous allons adopter dans cette étude.

1º *Hérédité morbide ancestrale (hérédité véritable comparable à celle des caractères normaux) : hérédité dans les maladies familiales.*

2º *Hérédité morbide due à des influences intercurrentes venant troubler le jeu normal de l'hérédité vraie : hérédo-intoxications.*

3º *Transmission héréditaire des maladies microbiennes : hérédo-infections.*

En suivant cet ordre, nous allons du simple au composé. Dans les *maladies familiales*, est seule en jeu la transmission héréditaire naturelle sans aucune influence surajoutée.

Dans les *hérédo-intoxications*, il s'agit d'un nouveau facteur venant troubler l'action de la transmission héréditaire naturelle.

Dans les *hérédo-infections*, ces deux premiers éléments existent, et il vient en outre s'y ajouter les effets de la transmission du microbe lui-même, agissant à son tour pour son propre compte sur l'enfant infecté, et ajoutant son action directe aux deux facteurs précédents.

Enfin, nous aurons à envisager l'*hérédité des lésions d'organes* et des *maladies de tissus*, y compris l'*hérédité des cancers*. Parmi les maladies d'organes et de tissus, celles du système nerveux nous retiendront particulièrement à cause de l'importance de la transmission des maladies nerveuses et des maladies mentales, et à cause de la question de la « dégénérescence » qui, d'une part, s'y rattache directement, mais, d'autre part, est comme la conclusion et le résumé de tout ce que nous savons sur l'hérédité morbide. Nous montrerons que la dégénérescence n'est pas fatalement progressive, mais qu'on peut au contraire, quand les causes de déchéance sont combattues ou viennent à disparaître, voir une véritable « régénérescence ». Nous terminerons par l'exposé des procédés à mettre en œuvre pour aboutir à cette heureuse issue.

CHAPITRE II

Hérédité morbide ancestrale.

Hérédité morbide véritable comparable à celle des caractères
normaux : hérédité des maladies familiales. Loi de Galton
ou des proportions définies. Loi de Naudin ou de la dissociation des caractères dans les croisements. Loi de Mendel
ou de la dominance. Concordance de ces trois lois.

A. — Les maladies familiales.

L'hérédité morbide ancestrale est l'hérédité morbide la plus simple, celle dans laquelle il s'agit
uniquement d'hérédité vraie, identique à l'hérédité
des caractères normaux ; elle s'observe dans un
groupe spécial de maladies, qu'on appelle les
maladies familiales.

Ces maladies ne frappent que des groupes familiaux heureusement très limités ; elles sont par
suite beaucoup moins importantes au point de
vue social que les hérédo-intoxications (hérédité
alcoolique par exemple) ou les hérédo-infections
(hérédité syphilitique, hérédité tuberculeuse). Mais
leur étude est tout à fait intéressante comme préambule de l'hérédité morbide en général. Elle éclaire
vivement certains points à retenir de l'hérédité des

maladies plus fréquentes. C'est pourquoi il est utile de commencer par elles l'étude de l'hérédité morbide.

On donne et on réserve, depuis Charcot, le nom de *maladies familiales* à un groupe particulier de maladies bien délimité par les caractères suivants :

1° *Elles frappent habituellement de nombreux sujets d'une même famille et se répètent dans cette famille dans les générations successives.*

2° *Elles affectent dans une même famille une forme symptomatique et une évolution presque absolument identiques chez chacun des sujets atteints.*

3° *Elles apparaissent chez ces sujets comme conséquence d'une tare originelle du germe devenant manifeste par le seul fait du progrès du développement et le plus souvent indépendamment de toute action extérieure.*

Ce sont donc des maladies du germe lui-même; l'ovule (si la maladie est d'origine maternelle) ou le spermatozoïde (si elle est d'origine paternelle) dont le sujet est issu, portait en lui une tare latente et la transmit à l'œuf ; l'évolution ultérieure du sujet n'a eu d'autre influence que de placer ce sujet dans les conditions de développement permettant que cette tare pût se manifester.

Prenons quelques exemples. Duchenne de Boulogne, le fondateur de la neurologie, a décrit le premier l'atrophie musculaire progressive dont différents types cliniques ont été isolés depuis lors. Le type facio-scapulo-huméral de Landouzy-Déjerine évolue de la manière suivante : le sujet n'a rien présenté d'anormal jusqu'à l'âge de dix ou douze ans. A cet âge la maladie commence à se manifester par une atrophie des muscles de la face, muscles qui donnent à la physionomie son expression ; le facies prend un aspect spécial d'impassibilité béate ; puis l'immobilité de la face s'accentue du fait de la progression de l'atrophie des muscles faciaux. Bientôt l'occlusion des paupières devient impossible. Puis l'atrophie gagne la racine des membres supérieurs; les muscles de l'épaule s'émacient lentement, mais implacablement ; l'atrophie gagne de proche en proche, symétriquement et progressivement, les bras, les avant-bras, les mains, le tronc, les membres inférieurs. L'évolution met des années, des dizaines d'années même, à se compléter et à réduire à l'état squelettique successivement les parties du corps atteintes. Entre temps, parmi les frères ou sœurs, quelquefois les cousins ou cousines du malade, un ou deux, trois sujets ou davantage, à mesure qu'ils atteignent l'âge de dix ou douze ans présentent absolument les mêmes phénomènes. Leurs muscles s'atrophient peu à peu et dans le même ordre que ceux de leur parent, si bien que ces sujets reproduisent complètement l'état dans lequel celui-ci se trouvait quelques années antérieurement. La maladie est susceptible de reparaître, en évoluant toujours de la même façon, dans les générations suivantes, soit sur les descendants des sujets malades s'ils ont pu faire souche, soit sur les enfants de leurs frères et sœurs restés sains. Cette forme d'atrophie musculaire progressive est un bon type de maladie familiale.

Les cas les plus intéressants au point de vue qui nous occupe sont ceux où on a pu suivre la répartition de la maladie familiale sur de nombreux sujets appartenant à plusieurs générations successives. Voici par exemple une famille atteinte d'hérédo-ataxie dont Sanger-Brown a rapporté l'histoire. 24 sujets sur 55 membres (fig. 1), répartis sur cinq générations, avaient présenté ou présentaient un

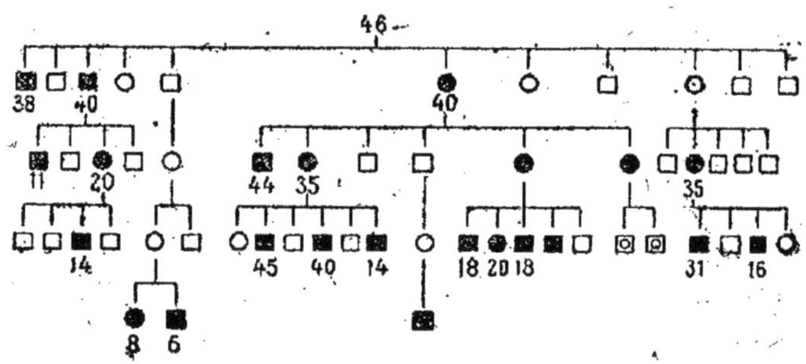

Fig. 1. — Arbre généalogique
d'une famille hérédo-ataxique observée par Sanger-Brown.
(Les chiffres indiquent l'âge auquel la maladie a débuté.)

ensemble morbide constitué : 1° par des troubles de la marche, qui était titubante, vacillante ; 2° par de l'incoordination des mouvements des membres supérieurs apparaissant peu de temps après la démarche titubante, et empêchant toute précision des mouvements de préhension des mains ; 3° par une défectuosité de la parole qui prenait un caractère scandé, haché, hésitant, presque bégayant ; 4° par l'exagération du mouvement réflexe de projection en avant de la jambe qui se produit quand

on percute le tendon rotulien de cette jambe croisée
sur l'autre jambe ; 5° par de la diminution de
l'acuité visuelle, de la paresse des mouvements de
la pupille exposée à la lumière, et de la chute de la
paupière supérieure ; 6° par des troubles des mouvements de déglutition. Les sujets paraissaient tout
à fait normaux dans leur enfance ; ils commençaient
à présenter les premiers symptômes du mal à l'âge

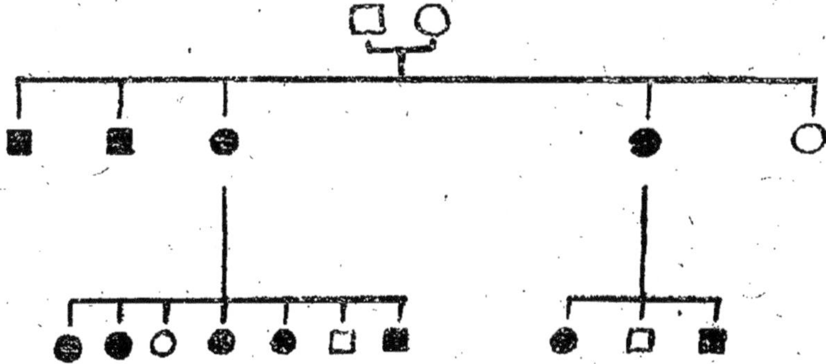

Fig. 2. — Arbre généalogique d'une famille atteinte d'Hématurie familiale
(Observation de Guthrie.)
(Les carrés noirs réprésentent les hommes malades,
les carrés blancs les hommes indemnes,
les cercles noirs les femmes malades, les cercles blancs les femmes indemnes.)

d'une quarantaine d'années dans les premières
générations et à un âge de plus en plus précoce
dans les générations suivantes.

Voici un troisième et dernier exemple. Douze
sujets d'une même famille observée par Guthrie
(fig. 2) présentaient dès les premières années de
leur vie des émissions d'urines sanglantes, ou
hématuries, survenant à intervalles très variables,
sans aucune loi de périodicité ; cette émission
s'annonçait par du malaise, de la courbature surtout
lombaire, quelques petits frissons fébriles ; parfois

le froid ou un écart alimentaire pouvaient être accusés de la production du trouble morbide ; le plus souvent la spontanéité etait absolue ; pendant plusieurs jours après ce malaise, qui durait au plus quelques heures, les urines étaient rouge foncé ; les jours suivants la coloration s'atténuait, mais ne disparaissait complètement qu'après un temps variant d'une semaine au moins à un mois au plus ; l'examen microscopique de l'urine y montrait des globules rouges en nombre proportionnel à la teinte. Dans l'intervalle des crises la santé était parfaite, l'analyse des urines ne révélait aucune particularité ; on ne notait aucune tendance à d'autres hémorragies, ni aux œdèmes, ni à l'urticaire, ni aux congestions ; le malaise suivi d'émission d'urines sanglantes était le seul phénomène morbide.

Il existe un très grand nombre de types de maladies familiales, mais pour le but que nous poursuivons il est complètement inutile de les étudier ni même de les passer en revue, ce que j'ai fait ailleurs [1]. Disons seulement qu'il en est de tous les appareils : système nerveux, appareil circulatoire, organes respiratoires, os, organes des sens, peau, etc., et que certaines même atteignent plusieurs organes ou appareils à la fois (la dégénérescence familiale des corps striés du cerveau avec cirrhose hépatique par exemple).

Disons aussi que, pour certaines, il s'agit uniquement de troubles fonctionnels sans lésions décela-

1. Apert. *Maladies familiales et maladies congénitales*, in-8°, Paris, 1907. — Article « Maladies familiales » du *Traité de Thérapeutique pratique* d'Albert Robin et Emile Weil, tome III, pp. 149-164, 1913.

bles même à une autopsie détaillée (c'est le cas dans les faits d'*hématurie familiale*, dans la *paralysie périodique familiale*, dans la *tachycardie paroxystique essentielle héréditaire*, etc.); pour d'autres, au contraire, il existe des lésions anatomiques ; ainsi, dans le cas de l'*hérédo-ataxie*, il existe une sclérose élective de certains faisceaux des centres nerveux. Mais un fait important est à noter en ce qui concerne la nature des lésions anatomiques dans les maladies familiales. Les lésions sont toujours de la catégorie des lésions d'évolution ; les éléments anatomiques sont lésés en ce sens qu'ils ont évolué sur un type vicieux et ils n'offrent pas les caractères inflammatoires ou dégénératifs des modifications consécutives aux infections ou aux intoxications.

D'une façon générale, on peut, surtout au point de vue qui nous occupe, assimiler complètement les maladies familiales et les malformations familiales ; elle forment un même groupe dans la classification des états morbides ; elles apparaissent dans les familles, elles s'y transmettent, elles y persistent sous des influences analogues ; elles obéissent, au point de vue de l'hérédité, à des lois identiques. Certaines malformations familiales, comme le *sexdigitisme*, la *conformation des mains et des pieds en pinces de homard* (fig. 3), l'*hypophalangie héréditaire* (deux phalanges à chaque doigt ou orteil au lieu de trois), la *luxation congénitale de la hanche*, la *dysostose cléido-cranienne héréditaire* (absence de clavicules avec ossification incomplète du crâne) sont parfois classées dans les maladies, bien qu'étant incontestablement des malformations.

Il a même été prouvé que certains troubles morbides héréditaires, franchement classés comme des

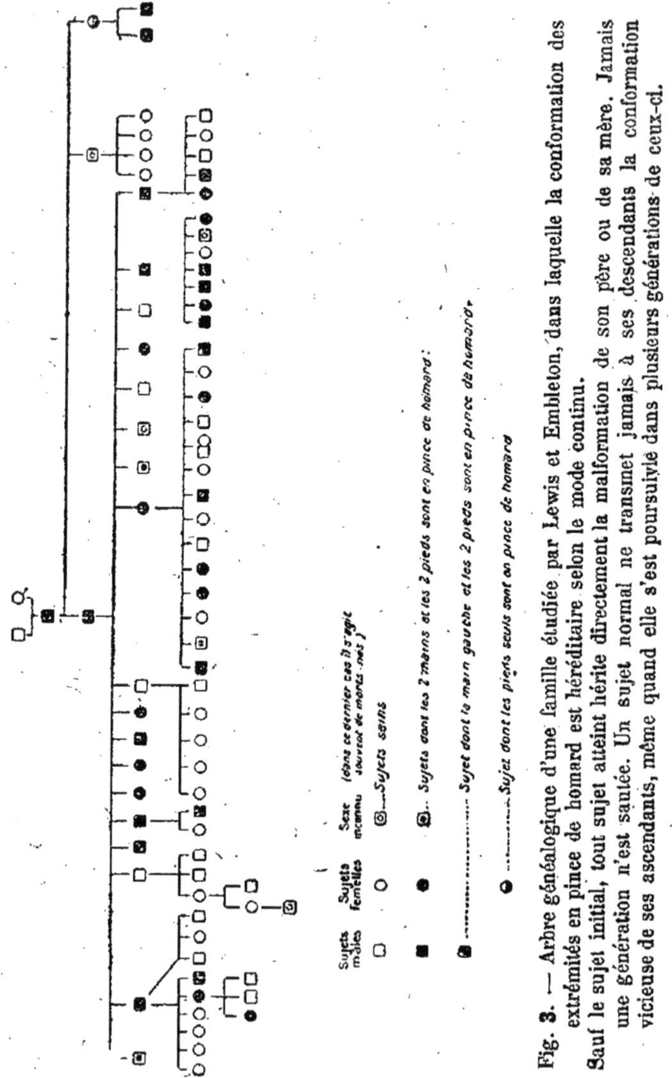

Fig. 3. — Arbre généalogique d'une famille étudiée par Lewis et Embleton, dans laquelle la conformation des extrémités en pince de homard est héréditaire selon le mode continu. Sauf le sujet initial, tout sujet atteint hérite directement la malformation de son père ou de sa mère. Jamais une génération n'est sautée. Un sujet normal ne transmet jamais à ses descendants la conformation vicieuse de ses ascendants, même quand elle s'est poursuivie dans plusieurs générations de ceux-ci.

maladies bien déterminées, relèvent de conformations familiales. Ainsi la maladie longtemps décrite sous le nom d'*atrophie héréditaire essentielle du nerf optique* : dans certaines familles, un certain nombre d'hommes, à mesure qu'ils atteignent l'âge de 25 ans environ, perdent progressivement la vue et finissent par devenir aveugles ; l'examen du fond de l'œil à l'ophtalmoscope montre que le nerf optique s'atrophie peu à peu ; les autopsies ont montré que la lésion primitive est une conformation vicieuse héréditaire de l'os sphénoïde de la base du crâne, telle que le nerf optique, à son passage à travers cet os, se trouve comprimé, quand l'ossification de cet os se complète, ce qui arrive vers 25 ans. L'ossification n'est jamais aussi totale chez la femme, ce qui explique que le sexe féminin échappe le plus souvent à la maladie. Donc l'hérédité de cette maladie se résume en somme à l'hérédité d'une conformation particulière de l'os sphénoïde.

Une autre maladie héréditaire, la *télangiectasie hémorragique familiale*, maladie caractérisée par des hémorragies profuses nasales et buccales (et qu'il faut distinguer soigneusement de l'hémophilie ordinaire), a pour cause anatomique l'existence de nombreuses petites tumeurs vasculaires sur les muqueuses du nez ou de la bouche. Ces petites tumeurs, ou *nævi*, sont analogues à celles qui peuvent exister isolément sur le visage et qui sont parfois transmises héréditairement dans les familles, si bien que certaines familles de l'antiquité en avaient tiré leur nom : les Pisi, les Lentuli, les Cicérons, dont les noms veulent dire pois, lentille, pois chiche, justifiaient souvent, d'après les auteurs anciens, leur dénomination par un signe existant sur leur visage.

Il est à croire que beaucoup des maladies qui ont été groupées par Charcot sous le nom de maladies familiales ont ainsi pour substratum une conformation vicieuse, ou du moins un trouble de développement, une particularité d'évolution, transmissible à la façon d'une particularité anatomique ou physiologique quelconque. Il est donc tout naturel que l'hérédité des maladies familiales obéisse aux mêmes lois que l'hérédité des particularités morphologiques caractérisant les espèces, les variétés, ou les races. Par suite, dans le cas des maladies familiales, les lois de l'hérédité morbide sont les mêmes que les lois de l'hérédité des caractères normaux; les unes et les autres se confondent dans les lois de l'hérédité biologique en général.

B. — Conditions générales de l'hérédité en biologie.

Pendant longtemps l'observation n'a révélé, dans l'étude de l'hérédité, rien de plus précis qu'un fait observation courante : la ressemblance de l'enfant à l'un et l'autre parent à la fois, et la transmission de cette ressemblance pouvant se poursuivre avec ou sans interruption pendant une série de générations. L'histoire est pleine de récits de transmission de caractères physiques, intellectuels, moraux, dans certaines familles : nous avons déjà cité la transmission de certaines marques congénitales cutanées dites lentilles, pois, pois chiches, dans certaines *gentes* romaines qui en avaient tiré leurs noms : Les Lentuli, les Pisones, les Cicerones ; rappelons celle de la mèche de cheveux blancs des Rohan ; celle de l'aptitude aux mathématiques chez les quatre Bernoulli, oncle et trois neveux ou petits-neveux ; celle de l'aptitude aux sciences physiques chez les quatre Becquerel, aïeul, grand-père, père et fils ; celle du génie artistique chez les trois Vernet, Carle, Joseph et Horace. Mais ces caractères de famille ne tardent pas à disparaître, les femmes apportant pour moitié un élément héréditaire exempt de la particularité. Pour qu'il en soit autrement, il faut que les mariages se fassent dans un cercle restreint et que les mêmes familles s'unissent entre elles constamment, ou tout au moins fréquemment, dans la suite des générations. C'est ce qu'on observe dans certaines régions ; mais la facilité progressive des communications rend cette réalisation de plus en plus difficile. Les populations de certaines îles de nos côtes (Ouessant, Bréhat) avaient à cause de leur isolement, pris un type spécial, qui tend à disparaître.

Les habitants du village d'Iseaux, dans l'Isère, présentaient au xviiie siècle presque tous du sexdigitisme, c'est-à-dire un doigt supplémentaire à chaque main ; actuellement il n'existe plus que des vestiges de cette particularité à cause des mélanges qu'a opérés la facilité des communications.

Quelquefois certains groupes de familles se trouvent isolés au milieu du reste de la population, non plus par des obstacles géographiques, mais par des coutumes, des mœurs, des différences de religion, des différences sociales ; elles peuvent alors arriver à prendre un type spécial, même quand elles appartiennent originairement à la race ambiante. Ainsi les mahométans de Chine qui ne sont pas des immigrés, mais des Chinois purs, ont des différences de physionomie avec le reste de la population ; les Parsis de l'Inde, qui sont de même race indo-européenne que les Brahmanes, ont un type différent de ceux-ci ; les Juifs polonais, qui ne sont pas des israélites immigrés, mais qui descendent de tribus slaves dont partie a été convertie au xe siècle au judaïsme, partie au christianisme, ont fini par se distinguer de leurs frères, les Polonais catholiques, non seulement par les caractères physiques et les aptitudes intellectuelles, mais aussi par des maladies qui sont propres à leur race, en particulier l'idiotie amaurotique familiale, maladie bien caractérisée par des lésions du fond de l'œil qui ne se voient dans aucun autre cas ; tous les cas typiques ont été observés uniquement chez des Juifs d'origine polonaise [1].

Il est un groupe de familles qui s'unissent entre elles presque exclusivement depuis plus de mille ans ; ce sont les *familles royales catholiques* d'Europe ; ce groupe constitue un sujet d'étude très précieux et particulièrement intéressant, tant par qualité des personnes qui le composent que par la facilité avec laquelle l'histoire de leurs vies, et même leurs portraits, peuvent être retrouvés jusque dans un temps très reculé. Dans un livre des plus documentés [2], M. Galippe a réuni plus de deux cents

1. Apert. L'Idiotie amaurotique familiale (à propos d'un cas observé en France). *Semaine médicale*, 1908, p. 25.

2. Galippe, *les Stigmates de dégénérescence et les familles souveraines*, Paris, 1905. Observons du reste que l'étude de M. Galippe concerne des particularités de conformation, et nullement des stigmates de dégénérescence. Ces derniers ont au contraire pour caractère de n'être pas longtemps transmissibles, du moins quand la cause de dégénérescence cesse d'agir. Nous insisterons plus loin sur cette distinction capitale.

portraits de membres des maisons de Bourgogne, d'Autriche, d'Espagne, de Bavière, de France, de Savoie, unies entre elles par des alliances répétées presque à chaque génération.

M. Rubbrecht[2], dans une monographie non moins intéressante, a heureusement complété l'œuvre de M. Galippe. Il est facile de voir dans ces deux ouvrages qu'un type de famille est rapidement devenu très manifeste ; il est caractérisé par plusieurs particularités : le nez busqué, long, et épais, dit bourbonien, mais qui se retrouve plus encore dans les maisons d'Autriche et d'Espagne ; le prognathisme inférieur, avec dents de la mâchoire inférieure chevauchant en avant de celles de la mâchoire supérieure, conformation si caractérisée dans le portrait de Philippe IV d'Espagne par Velasquez, qui est au Louvre, et dans les portraits de Charles-Quint ; la grosse lèvre inférieure qui se retrouve chez presque tous les Bourbons, les Habsbourg, les Wittelsbach ; l'aplatissement latéral du crâne, la saillie des yeux à fleur de tête, plus ou moins marquée chez presque tous les membres de ces familles.

De même, les aptitudes intellectuelles d'une famille ne se maintiennent que si des unions répétées ont lieu avec des familles également bien douées. On peut en citer plusieurs exemples démonstratifs. Ainsi, en Angleterre, la famille Darwin et la famille Galton, toutes deux fécondes en éminents naturalistes, se sont unies entre elles de façon répétée, et on a pu y noter pendant cinq générations

2. Rubbrecht (de Bruges). *L'origine du type familial de la maison des Habsbourg.* Bruxelles, 1910.

la persistance de facultés remarquables, depuis Erasme Darwin et Robert Darwin, tous deux naturalistes de grande valeur, grand-père et père de l'illustre Charles Darwin, jusqu'aux fils et petit-fils de ces derniers, dont l'un, Georges, est mort récemment laissant de remarquables études d'histoire naturelle, et l'autre, Léonard Darwin, a pris une large part aux travaux de cette science d'avenir, l'Eugénique, application à la reproduction humaine des principes dont l'histoire naturelle et la zootechnie nous ont révélé l'action dans les races animales et végétales. En même temps, les Galton se perpétuaient par sir Francis Galton, petit-fils de Charles Darwin par sa mère, qui a accumulé sur l'hérédité humaine de nombreux documents auxquels j'aurai le plus grand recours pour le travail présent ; Francis Galton a créé de toutes pièces l'Eugénique.

On pourrait en France citer d'autres exemples de facultés intellectuelles remarquables se transmettant dans les lignées du fait d'unions répétées entre deux familles également bien douées. L'Institut de France a compté deux illustres mathématiciens qui ont uni entre eux leurs enfants, d'où il est résulté des descendants qui ont dignement marché sur les traces de leurs parents. A l'Académie de Médecine, à la Faculté de Médecine et dans le corps médical des hôpitaux de Paris se perpétuent plusieurs dynasties médicales alliées entre elles et qui ont fourni à ces compagnies d'éminents membres à chacune de leurs générations successives.

Mais le plus bel exemple de persistance héréditaire d'une faculté mentale est fourni par la famille des Bach, les musiciens, qui a été étudiée par sir

Francis Galton. Son chef fut Veit Bach, boulanger
à Presbourg, qui se délassait de son travail par le
chant et la musique. Il eut deux fils qui commen-
cèrent cette suite non interrompue de musiciens de
même nom qui inondèrent la Thuringe, la Saxe, la
Franconie pendant près de deux siècles ; cinquante-
sept musiciens de cette famille ont laissé des œuvres
musicales, et, dans la classification de Galton,
vingt-neuf sont notés comme musiciens éminents.
Une telle persistance dans la suite des générations
tient à l'usage du temps de contracter des unions
dans l'intérieur d'une même corporation et, en fait,
pendant des siècles, ce fut avec quelques familles
toujours les mêmes de maîtres de musique, d'orga-
nistes, de musiciens de ville, de maîtres de cha-
pelle que les Bach échangeaient leurs filles. En
somme les unions consanguines peuvent apporter le
bien, comme elles peuvent apporter le mal. Elles
ne font que fixer et développer dans les familles
des tendances préexistantes, soit bonnes soit mauvaises.

Comme exemple de transmission de tendances
mauvaises, il faut citer l'histoire rappelée par
Galton de cette mendiante alcoolique qui vivait au
xviiie siècle aux Etats-Unis et dont on a pu suivre
la descendance pendant plus de six générations.
Sur 800 descendants, plus de 700 avaient été délin-
quants et condamnés à des peines diverses, 342 avaient
été poursuivis pour ivresse ou enfermés pour délire
alcoolique ; 127 parmi les femmes étaient des pros-
tituées, 37 avaient commis des crimes les ayant fait
condamner à mort. Les frais de justice, d'emprisonnement ou d'internement que la Société avait dû

débourser pour eux étaient montés à quinze millions. Les renseignements sur les ascendances paternelles font souvent défaut, mais ce n'est pas s'avancer beaucoup que penser que les accouplements ont eu lieu surtout avec des sujets également tarés et que, là aussi, la règle de la double ascendance nécessaire pour maintenir dans les familles la persistance des particularités bonnes ou mauvaises se vérifie pleinement.

C. — Lois de l'hérédité biologique (loi de Galton et lois de Naudin-Mendel).

De tout temps, on a remarqué aussi que cette transmission des ancêtres aux descendants des diverses particulaires morphologiques, physiologiques où pathologiques est loin d'être fatale, et est souvent très irrégulière. Parfois l'hérédité est *directe*, et la particularité est transmise du père au fils sans intermédiaire ; mais un seul fils sur plusieurs hérite de la particularité paternelle ; d'autres fois, une ou plusieurs générations s'écoulent avant que la particularité d'un ancêtre reparaisse chez un ou plusieurs de ses descendants (*hérédité atavique*); quelquefois même une particularité apparait chez un oncle et chez son neveu, ou chez deux ou trois frères, ou chez plusieurs cousins sans qu'on retrouve aussi loin qu'on puisse chercher la même particularité chez les ascendants (*hérédité collatérale*). Aussi avait-on conclu que l'hérédité était aléatoire, capricieuse, fantaisiste, n'obéissant à aucune loi. C'était faute des recherches suffisantes, qu'a réalisées Galton, et faute d'un fil conducteur permettant de s'orienter dans le labyrinthe des faits, fil que nous ont fourni Naudin et Mendel. Les lois de Galton et de Naudin-Mendel s'appliquent à l'hérédité des maladies familiales comme à l'hérédité des caractères normaux. Je vais rappeler brièvement en quoi consistent les lois de Galton et de Naudin-Mendel. Je dis brièvement, car dans un livre sur l'hérédité morbide, je ne dois m'étendre sur les lois générales de l'hérédité que dans la mesure du nécessaire ; on en trouvera du reste l'exposé plus complet dans plusieurs volumes dans cette collection [1]; je n'en rappelle donc ici que ce qui est indispensable à la compréhension de la transmission héréditaire des maladies familiales.

Galton, de la considération d'un nombre considérable de généalogies relatives à des caractères très variés, anatomiques, physiologiques, et même pathologiques, a abouti à une loi de statistique, à un fait d'observation par conséquent, qui est le suivant : les caractères présentés par un individu proviennent pour moitié de ses ascendants de première génération (père et mère), pour un quart de ses ascendants de deuxième génération (grands-pères et grand'mères), pour un huitième de ceux de troisième génération (arrière-grands-parents), pour un seizième de ceux de quatrième génération, et ainsi de suite. Comme à chaque génération, le nombre

1. En particulier dans *Les Théories de l'Evolution* par M. Yves Delage et Mlle Goldsmith, p. 169-185, dans *Les Transformations brusques des Êtres vivants* par M. Blaringhem, p. 227 et suivantes et 68 et suivantes, et surtout dans *Les Incertitudes de la Biologie*, par M. Leclerc du Sablon, p. 216-240.

d'ancêtres est double qu'à la précédente, on peut dire qu'un ancêtre de *N*ième génération contribue à l'individualité du descendant considéré pour une fraction dont le numérateur est l'unité, et dont le dénominateur est la puissance $2n$ de 2.

$$x = \frac{1}{2^{2n}}.$$

A cette loi purement statistique, on a voulu opposer les faits expérimentaux découverts par Naudin et par Mendel. En réalité loi de Galton, et loi de Naudin-Mendel sont, nous le verrons, identiques. La loi de Galton est la traduction statistique des effets des lois de Naudin-Mendel quand on les recense sur une population nombreuse. Les lois de Naudin-Mendel expriment la conséquence de la loi de Galton quand on l'applique à un objet particulier et restreint, tel que la descendance de deux individus donnés unis entre eux. La loi de Galton est synthétique, la loi de Naudin-Mendel est analytique, mais elles ne sont que deux façons différentes d'exprimer les mêmes faits naturels.

Notre compatriote Naudin étudiant les résultats du croisement de deux races d'une même espèce végétale montra que les hybrides de première génération sont tous semblables entre eux, mais que si on les féconde l'un par l'autre on observe dans les générations suivantes le retour d'un certain nombre d'individus à l'un et à l'autre des types primitifs. Le moine morave Mendel précisa numériquement cette loi (loi de Naudin) en étudiant, non plus le croisement de deux races végétales différant par un certain nombre de légères modifications morphologiques (petites espèces des botanistes), mais le croisement de deux variétés d'une même race ne différant que par la présence ou l'absence d'un caractère bien défini (fleurs rouges ou fleurs blanches par exemple, graines lisses ou graines ridées, etc.). Ces caractères ont reçu le nom de caractères mendéliens.

Voici un exemple de l'application de la loi de Naudin en ce qui concerne le cas le plus simple, celui de deux sujets ne différant que par un caractère mendélien.

Dans la race des poules dites andalouses, il existe deux variétés, l'une noire, l'autre blanche. Si on fait féconder une poule noire par un coq blanc, ou une poule blanche par un coq noir, dans les deux cas on obtient le même résultat : à la première génération, tous les sujets ont un plumage finement chiné de noir et de blanc, improprement appelé plumage bleu par les éleveurs. A la génération suivante, si on unit entre eux ces sujets métis BN, on trouve dans leur descendance un quart de sujets noirs NN, semblables à l'un des grands parents, un quart de sujets blancs BB, semblables à l'autre grand-parent, et une moitié seulement de sujets métis BN semblables au père et à la mère. En somme les choses se passent comme si, à chaque génération les paires de caractères opposables se séparaient, et se recomposaient chez les descendants deux à deux en s'unissant selon les lois du hasard.

$$100 \ (NB \times NB) = 25 \ NN + 50 \ NB + 25 \ BB.$$

Cette conception est d'autant plus satisfaisante qu'elle est tout à fait parallèle à ce qu'on constate *de visu* par l'étude cytologique des processus de production des éléments sexuels et de leur réunion dans le phénomène cytologique de la fécondation. Dans la production des éléments mâles (spermatozoïdes) et des éléments femelles (ovules) les noyaux des cellules-mères (spermatogonies, ovogonies) se partagent en deux moitiés dont chacune ne compte que moitié du nombre des éléments nucléaires (chromosomes) qui existe dans toutes les autres cellules du corps. Puis, par la fusion du spermatozoïde et de l'ovule qui constitue l'acte cytologique de la fécondation, un noyau complet est reconstitué, formé de moitié éléments d'origine paternelle et de moitié d'origine maternelle réunis selon les lois du hasard. Le parallélisme est complet.

Avec la loi proprement dite de Mendel (*loi de la dominance*) un nouvel élément intervient. Dans certains hybrides, bien que les deux caractères coexistent, l'un d'eux « domine » de telle sorte qu'il apparaît seul, l'autre restant latent. Ainsi un pois à fleurs rouges fécondé par un pois à fleurs blanches, ou réciproquement, donne à la première génération uniquement des pieds à fleurs rouges. Le caractère « fleurs rouges » est *dominant* par rapport au caractère « fleurs blanches » qui est *récessif*. Mais le caractère récessif n'a pas disparu; il existe dans l'hybride, mais à l'état latent. En effet, si on féconde ces hybrides entre eux, on voit le caractère « fleurs blanches » reparaître chez 25 p. 100 des pieds de deuxième génération. Si on unit entre eux les hybrides blancs ainsi obtenus, jamais on n'obtiendra autre chose que des pieds blancs. Si, au contraire, on unit entre eux les hybrides rouges de deuxième génération ils donnent un neuvième de pieds blancs pour huit neuvièmes de pieds rouges : on voit qu'ils se comportent comme ferait un mélange de 25 pois rouges non hybrides, et de 50 hybrides rouges de première génération. Mendel admet que les hybrides de première génération unissent en eux le caractère « fleurs rouges » R, et le caractère « fleurs blanches » B des deux parents, B restant latent en présence de R. A la deuxième génération, la répartition de R et de B dans les hybrides se fait selon les lois de la probabilité selon la formule

$$100 \left[R(B) \times R(B) \right] = 25\ RR + 50\ R(B) + 25\ BB.$$

(Quand le caractère récessif est latent, il est mis entre parenthèses.)

On voit que la dissociation se fait toujours dans ce second cas (loi proprement dite de Mendel) dans les mêmes proportions que dans le premier cas (loi de Naudin). Les résultats n'apparaissent différents que parce que, dans le cas de dominance, les sujets mixtes ont la même apparence extérieure que les sujets purs dominants. Ils se confondent avec eux pour l'observateur et le résultat d'observation est 75 + 25 au lieu de 25 + 50 + 25. Mais on peut mettre en évidence par les unions endogamiques ultérieures que ces 75 comprennent en réalité 25 purs dominants et 50 mixtes.

En continuant à examiner les conséquences des constatations de Naudin et de Mendel, il va nous être facile de voir qu'elles nous amènent à la loi de Galton. En effet, d'après elles, chaque individu possède quantité égale de caractères d'origine paternelle et de caractères d'origine maternelle. Mais parmi les caractères d'origine paternelle, moitié seulement étaient patents chez le père, l'autre moitié étant latente conformément aux constatations de Mendel; par conséquent un quart seulement des caractères du sujet peuvent être reconnus comme venant du père lui-même; le quart qui reste, sur la moitié des caractères d'origine paternelle, est latent chez le père, et ne peut être retrouvé à l'état patent que sur les ascendants du père. Chacun des deux ascendants directs du père (grand-père paternel, grand'mère maternelle) a fourni la moitié de ce quart, soit un huitième, mais de ce huitième, moitié est latente, et une moitié seulement de ce huitième, soit un seizième, est patent chez le grand-père ou la grand'mère, ce qui est conforme à la loi de Galton. On verrait de même que l'arrière-grand-père paternel ne peut avoir à l'état patent qu'un soixante-quatrième des caractères constatés chez le sujet, et ainsi de suite conformément à la loi de Galton. En somme, bien loin d'opposer la loi de Mendel à la loi de Galton, comme on l'a fait, on constate qu'elles sont seulement deux façons d'énoncer une seule et même constatation.

On s'explique mal, en ce cas, que les lois de Galton aient été regardées comme tout à fait générales et s'appliquant à la totalité des phénomènes d'hérédité, tandis que la loi de Naudin-Mendel s'appliquerait uniquement à la transmission de certains caractères dits mendéliens, qui sont très nombreux, certes, mais enfin d'un nombre pourtant restreint si on le compare au nombre des caractères susceptibles d'être héréditairement transmis.

En réalité, la généralité est égale pour les deux

lois, mais les facteurs susceptibles d'en masquer la manifestation peuvent, quand on observe un caractère donné dans la descendance d'un couple donné, comme faisait Mendel, être tantôt nuls et alors la loi s'applique intégralement (caractères mendéliens), tantôt très efficaces et la loi ne s'applique qu'à correction. Au contraire, quand on opère par voie statistique sur une population très nombreuse, comme faisait Galton, ces facteurs perturbateurs sont beaucoup moins sensibles, car ils tendent à s'équilibrer entre eux; ils deviennent si peu sensibles que Galton avait pu tout d'abord ne pas remarquer leur action. Ce n'est que plus tard qu'avec la collaboration de Pearson, il a vu que sa loi comportait un coefficient correctif sur lequel nous aurons à revenir. La loi ainsi modifiée porte le nom de loi de Galton-Pearson.

CHAPITRE III

Hérédité morbide ancestrale (suite).

Application des lois de Galton-Naudin-Mendel aux maladies familiales. Eléments perturbateurs ; influence du sexe ; hérédité matriarcale. Maladies complexes ou polyunitaires. Hérédité des caractères morbides dans leurs rapports avec les fluctuations. Prophylaxie des maladies familiales basée sur les lois de leur hérédité.

D. — Application des lois de Galton-Naudin-Mendel aux maladies familiales.

En ce qui concerne les *maladies familiales*, la transmission de quelques-unes d'entre elles se fait intégralement selon la loi de Naudin-Mendel et selon la loi primitive de Galton ; elles se comportent à la façon de caractères mendéliens, soit dominants, soit récessifs. Pour d'autres, ces lois paraissent, au moins à première vue, ne pas s'appliquer ; des facteurs autres s'y ajoutent et troublent l'application stricte de la loi. Réservons pour plus tard ces cas plus complexes. Voyons d'abord ce qui se passe dans la transmission des premières.

Parmi les maladies familiales qui se comportent au point de vue héréditaire comme un caractère mendélien dominant. il faut citer la *chorée de Huntington*, la *kératodermie héréditaire des extrémités* ou *mal de Meleda* (spéciale à certaines familles originaires de l'île de Meleda en Dalmatie), la *malformation des extrémités en pince de homard* (fig. 3), l'*hypophalangie*, deux phalanges au lieu de trois aux doigts et aux orteils, l'*héméralopie* ou cécité nocturne que Truc a suivie pendant dix générations (2.137 sujets dont 134 atteints) dans la famille Nougaret [1].

Parmi celles qui se comportent à la façon des caractères mendéliens récessifs figurent : l'*albinisme*, la *surdi-mutité familiale*, la *rétinite pigmentaire*.

Cette liste, on le voit, est encore assez limitée, relativement au grand nombre des maladies familiales ; cela tient en bonne partie aux difficultés d'observation dans l'espèce humaine. Tout d'abord, il est souvent impossible d'observer la transmission pendant plus d'une, deux, trois générations. Les familles s'éteignent rapidement, car la tare dont elles sont atteintes écarte d'elles les épouseurs ; parfois même, comme dans l'*idiotie amaurotique familiale*, les sujets malades meurent dès leur deuxième ou troisième année d'âge au plus, la

---

1. Ce très intéressant arbre généalogique est trop étendu pour pouvoir être reproduit ici. L'hérédité y est nettement continue ; tout sujet atteint avait un de ses père et mère atteint ; la maladie ne reparaît pas, la descendance des sujets sains s'ils ont épousé des sujets sains même consanguins. Sur 134 héméralopes de cette famille, deux seulement font exception à cette règle, l'hérédité ayant été pour les deux sujets discontinue pendant une génération pour l'un, pendant trois générations pour l'autre.

famille ne peut donc se perpétuer bien longtemps. En outre, la postérité d'un même couple est restreinte dans l'espèce humaine, et il est impossible de vérifier, comme le faisait facilement Mendel sur les végétaux qu'il observait, si la maladie reparaît chez les descendants dans des proportions numériques bien définies. Enfin il est encore d'autres causes d'erreur : les assertions erronées, quelquefois soutenues de bonne foi, l'adultère [1], les erreurs de diagnostic, etc., sans parler pour le moment des éléments perturbateurs définis dont nous aurons à nous occuper plus loin.

Cependant, il est dans un certain nombre de cas possible de conclure. Ainsi l'arbre généalogique de la famille atteinte de *malformations des extrémités en pince de homard* (fig. 3) montre, d'une part, que l'hérédité est continue, d'autre part que dans les « fratries » [2] issues d'un sujet malformé, la proportion des sujets atteints est en moyenne approximativement de 50 p. 100, ce qui est commandé par la loi de Mendel en ce qui concerne les caractères dominants.

En effet le caractère morbide M étant dominant et le caractère N étant récessif, la transmission de la maladie aux enfants issus d'un mariage d'un

1. On peut citer comme exemple de cette cause d'erreur le fait donné d'abord comme exemple valable de *télégonie* (hérédité par imprégnation par un premier mâle). Une femme brune avait eu de son second mari brun, des enfants roux ressemblant tout à fait à son premier mari. Ultérieurement on apprit qu'elle trompait son second mari avec le frère survivant du premier mari décédé.

2. On appelle ainsi, dans les études d'eugénique, l'ensemble des frères et sœurs nés d'un même couple.

sujet malade avec un sujet sain, se fait d'après
l'équation suivante :

$$MN \times NN = 50 \text{ p. } 100 \text{ MN} + 50 \text{ p. } 100 \text{ NN.}$$

Les enfants NN sont non seulement sains, mais
complètement débarrassés du caractère morbide,
et malgré les tares de leur ascendance, ils ne
peuvent transmettre le mal à leur descendance. La
maladie ne se transmet donc que selon le mode
continu.

Donc quand on constatera qu'une maladie se
transmet exclusivement selon le mode continu, et
que moitié environ des enfants des sujets malades
héritent de la maladie, on peut conclure que la
maladie se transmet à la façon d'un caractère mendélien dominant.

Le caractère morbide étant, en cas de dominance,
toujours patent et jamais latent, on comprend que
les familles morbides s'éteignent rapidement pour
peu que le mal soit assez grave pour entraver l'existence ou simplement assez disgracieux pour empêcher les unions. On comprend par suite que les
maladies « mendéliennes dominantes » soient le
plus souvent des malformations ou des particularités physiologiques compatibles avec une existence
normale bien plus que des maladies réelles ; on
peut s'en rendre compte d'après la liste ci-dessus.

Il en est tout autrement des maladies « mendéliennes récessives ». Celles-ci, à la façon des caractères mendéliens récessifs, sont latentes chez les
sujets hybrides (M) N. Ces sujets ne diffèrent en
rien en apparence des sujets normaux NN. La

maladie n'apparaîtra que dans l'union l'un avec l'autre de sujets (M) N, selon la formule

$$(M) N \times (M) N = 25\ MM + 50\ (M) N + 25\ NN.$$

Seuls les sujets MM présenteront la maladie. Dans les « fratries » atteintes, la maladie s'observera donc sur un quart des sujets seulement. Mais on comprend combien il est exceptionnel d'observer des fratries assez riches en sujets pour que cette proportion de 25 p. 100 se trouve exacte avec une chance suffisante d'approximation. Mais si, au lieu de rechercher le nombre d'enfants atteints parmi les enfants d'un seul couple, on totalise les enfants sains et les enfants malades d'un très grand nombre de couples dont un ou plusieurs enfants sont atteints de la maladie considérée, on peut alors voir si la loi se vérifie[1]. J'ai fait ce travail pour

---

1. Il faut toutefois faire attention que lorsqu'on procède ainsi, le chiffre théorique n'est pas 25 p. 100, mais un chiffre plus fort, et s'écartant de 25 d'autant plus que le nombre d'enfants issu du couple est moins grand. En effet, pour chacun des enfants issu d'un couple (M)N × (M)N, il y a bien 25 chances sur 100 d'être atteint de la maladie M. Mais quand l'ensemble des enfants issus du couple ne contient aucun sujet malade, la fratrie n'est plus comptée dans la statistique, puisque rien ne permet de la distinguer des fratries normales. En cas de 1 seul enfant, il n'y a que 2 alternatives : 0 p. 100, ou 100 p. 100. Cette dernière a seulement 1 chance sur 4 d'apparaître, mais pourtant dans la statistique, la première alternative disparaît, et la seconde apparaît seule, donc 100 fois sur 100.

Dans les fratries de 2 sujets, il y a 3 chances sur 4 pour que le premier frère (ou sœur) soit sain, 3 chances sur 4 aussi pour que le second le soit, soit 3 × 3 chances sur 4 × 4, ou 9 sur 16 pour qu'aucun ne soit atteint ; de même il y a 1 × 1 chance sur 4 × 4, ou 1 sur 16 pour que les deux sujets soit malades ; et 6 sur 16 pour qu'un seul soit malade. En somme 9 fratries sur 16 échappent à notre observation ; restent 7 fratries de 2 enfants (14 enfants) sur lesquelles 1 doit contenir

l'albinisme humain grâce aux 691 arbres généalogiques réunis par MM. Pearson, Nettleship et Usher dans leur monographie *Albinism in man*.

D'une façon générale, les chiffres observés ont été très voisins des chiffres théoriques. Voici ces chiffres : 100, 68, 51, 40, 36, 35, 32, 31, 25, 26, 29, 25, 26. Ils permettent de conclure que l'albinisme humain obéit à la loi de Mendel à la façon des caractères récessifs. Il aurait du reste été étonnant qu'il en fût autrement, alors qu'on a vérifié maintes fois que l'albinisme des petits animaux (souris, rats, lapins) et celui des végétaux (variétés à fleurs blanches) est toujours un caractère récessif.

Un autre caractère qui permet de reconnaître les maladies familiales humaines récessives est le rôle néfaste des *unions consanguines* pour leur production. Il y a longtemps que les unions consanguines sont considérées comme ayant une influence capitale dans l'apparition de l'albinisme, de la surdi-mutité familiale, de la rétinite pigmentaire. On comprend en effet que la chance pour que les deux conjoints portent tous deux de façon latente le facteur morbide, ce qui est nécessaire à l'apparition du mal, est beaucoup plus grande quand ils sont issus d'une même souche.

On voit combien la prophylaxie de la maladie

2 malades, et les 6 autres 1 malade ; la proportion que nous devons trouver pour les fratries de deux sujets est donc 8 malades sur 14 enfants, soit 57 p. 100 au lieu de 25 p. 100. En continuant ainsi on trouve pour les fratries de 3, 4, 5, 6, 7, 8, 9, 10, 11, 12, 13 enfants les chiffres de 43, 36, 33, 30, 28.8, 27.7, 27, 26.4, 26, 25.7, 25.5 qui tendent à se rapprocher de 25 sans jamais l'atteindre.

sera différente, selon que le caractère morbide est dominant ou est récessif.

E. —. Éléments perturbateurs. Influence du sexe. Hérédité matriarcale.

Nous avons dit qu'un grand nombre de maladies familiales ne paraissaient pas suivre intégralement dans leur transmission les lois de Mendel. Cependant, beaucoup ont pu y être ramenées quand on s'est rendu compte que les proportions mendéliennes se trouvaient modifiées par la juxtaposition d'un second facteur agissant également sur l'hérédité. Quand on peut fixer exactement l'action de cet élément perturbateur surajouté, on voit que, compte tenu de son effet, les règles mendéliennes restent applicables.

Parmi les *facteurs perturbateurs* les plus étudiés, le *sexe* est celui qui joue le rôle le plus intéressant. Nous avons indiqué comment il manifeste son action dans le cas de l'*atrophie essentielle héréditaire du nerf optique*. Elle est plus évidente encore dans les cas d'*hypospadias familial*; l'hypospadias est une malformation fissurale de la verge et du scrotum qui, naturellement, n'existe pas dans le sexe féminin. On comprend que les maladies et les malformations qui ne peuvent exister que sur un sexe peuvent paraître suivre l'hérédité discontinue, alors qu'en réalité elle est continue. En les supposant dominantes, c'est uniquement sur le sexe atteint qu'il faudrait rechercher la proportion mendélienne de 50 p. 100. Sans quoi, on trouverait 25 p. 100 et on conclurait de façon erronée à une maladie récessive.

Bien plus curieuse encore est l'influence du sexe dans ce que j'ai appelé les *maladies familiales à hérédité matriarcale*[1]. Ce mode d'hérédité morbide est identique au mode d'hérédité des fortunes chez les peuples et les tribus soumis au régime social connu en ethnologie sous le nom de *matriarcat*. Dans ce régime la filiation paternelle n'existe pas ; seule est reconnue la parenté par les mères ; on n'hérite pas du père, ni des oncles paternels, mais seulement de la mère et des oncles maternels ; un homme ne transmet pas son bien à ses fils, mais à ses frères et aux fils de ses sœurs. Ce régime est évidemment une survivance de la promiscuité primitive, période pendant laquelle tous les hommes de la tribu avaient des droits sur toutes les femmes de cette tribu. La filiation paternelle restait alors toujours contestable. Le matriarcat existe encore de nos jours dans l'Assam, chez certaines tribus du sud de l'Inde, chez les Achantis, chez les Cafres[2]. Il a existé à Athènes jusqu'au temps de Cécrops, et on en trouve des vestiges non douteux dans les mœurs de l'antique Egypte. Eh bien, un certain nombre de maladies familiales se transmettent dans les familles absolument sur le même mode que la fortune dans les tribus soumises au régime du matriarcat. Telles sont *l'hémophilie*, la *névrite*

1. Plate, en 1911, dans les *Archiv für Rassen und Gesellschaft-biologie*, a démarqué l'hérédité matriarcale en la décrivant sous le nom d'« hérédité gynéphore ». C'est en 1907, dans mon *Traité des maladies familiales*, que j'ai décrit l'hérédité matriarcale. Plate n'a rien ajouté à cette description, qu'un nom nouveau.

2. Gustave Le Bon, *les Premières Civilisations*, 1889, Flammarion, éditeur.

optique *héréditaire*, les *exostoses ostéogéniques*. Dans ces maladies, les hommes seuls sont malades,

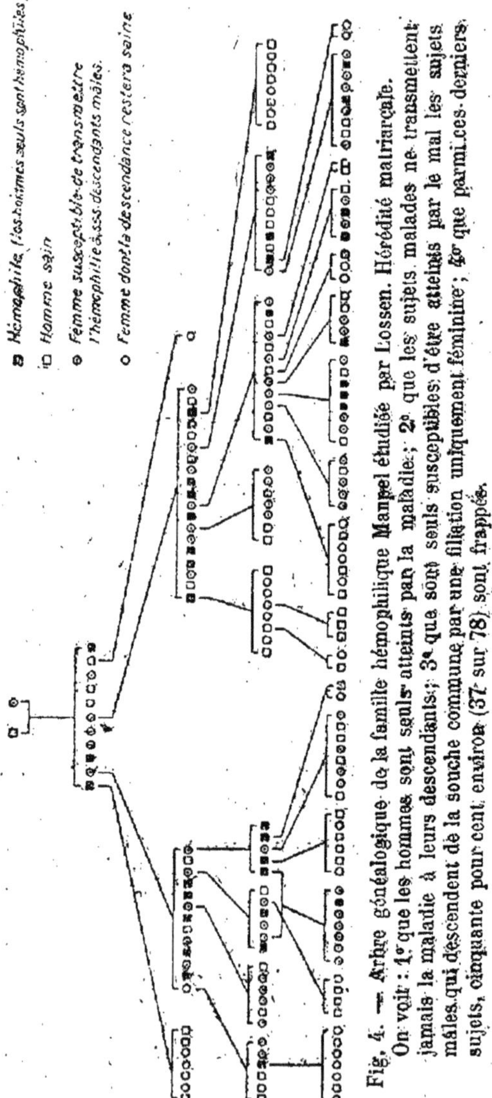

Fig. 4. — Arbre généalogique de la famille hémophilique Mampel étudiée par Lossen. Hérédité matriarcale.

On voit : 1° que les hommes sont seuls atteints par la maladie; 2° que les sujets malades ne transmettent jamais la maladie à leurs descendants; 3° que sont seuls susceptibles d'être atteints par le mal les sujets mâles qui descendent de la souche commune par une filiation uniquement féminine; 4° que parmi ces derniers sujets, cinquante pour cent environ (37 sur 78) sont frappés.

mais les enfants de ces malades ne sont jamais

frappés, ce sont les fils de leurs sœurs qui seuls sont susceptibles d'être atteints. Voici, par exemple, (fig. 4 et 5) des arbres généalogiques d'*hémophilie* et de *névrite optique héréditaire*. Jamais les femmes ne sont malades ; les hommes seuls sont frappés, et uniquement ceux qui descendent de la souche commune par une filiation exclusivement féminine.

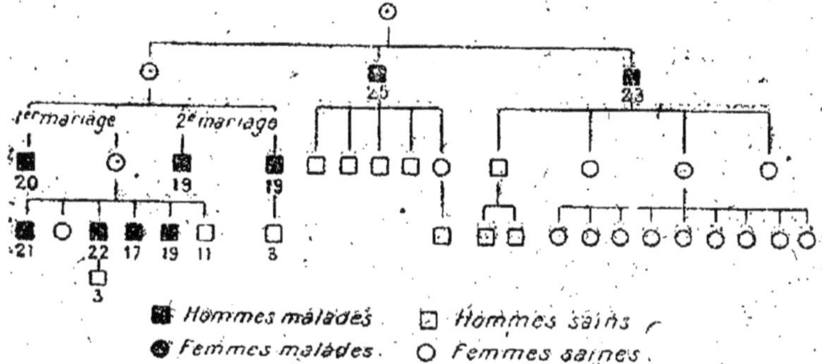

Fig. 5. —Névrite optique héréditaire (cas de Westhoff). Hérédité matriarcale. On voit que les mâles sont seuls atteints, mais ne transmettent pourtant pas la maladie à leurs descendants. Les femmes sont toujours indemnes ; c'est cependant uniquement par elles que la maladie se transmet. (Les chiffres sous les carrés noirs indiquent l'âge où la maladie a débuté ; les chiffres sous les carrés blancs, l'âge atteint par le sujet au moment où l'observation a été prise.)

Comme le mal se transmet par des sujets eux-mêmes indemnes, on comprend qu'il puisse se perpétuer longtemps ; il ne cause pas l'extinction rapide de la famille malade comme quand il s'agit d'hérédité mendélienne dominante. Aussi a-t-on pu suivre pendant de très nombreuses générations la transmission du mal, en particulier pour l'*hémophilie* qui est fréquente dans certains cantons de la Suisse alémanique. Dans l'arbre généalogique de la famille Manpel (fig. 4), on voit qu'aucune exception n'existe aux règles du matriarcat. On relève bien qu'un hémophile (sujet 17 E, c'est-à-dire le 17e de la 5e génération) est fils d'un autre hémophile, mais on remarquera que ce dernier avait épousé sa cousine germaine et que c'est à cette filiation maternelle, que le fils doit son hémophilie. L'exception n'est donc qu'apparente.

Si on étudie de plus près cet arbre généalogique, on voit que les sujets mâles qui sont susceptibles d'être atteints par le mal, c'est-à-dire ceux qui se rattachent à la souche familiale par une ascendance uniquement féminine, sont au nombre de 78. Sur ces 78, 37 sont atteints; c'est là, avec une approximation très satisfaisante, la proportion mendélienne de 50 p. 100 qui est propre aux caractères dominants. On arrive à cette conclusion que les maladies à hérédité matriarcale sont des maladies mendéliennes dominantes, mais avec l'adjonction de deux particularités : 1° la maladie ne peut se manifester chez les sujets féminins ; 2° la maladie ne peut se transmettre par les sujets masculins. Voici un bon exemple d'influences perturbatrices qui masquent le mode mendélien d'hérédité des maladies familiales du fait de facteurs surajoutés.

Une maladie, la *paralysie périodique familiale*, se transmet sous le mode matriarcal en ce sens que la maladie ne peut se transmettre par les sujets masculins, mais, contrairement à ce que nous avons noté pour l'hémophilie, les exostoses ostéogéniques et la névrite optique héréditaire, le mal n'épargne pas les sujets féminins. Dans ce cas, l'hérédité continue qui est le propre des maladies à caractère mendélien dominant, est rétablie; la maladie ne diffère des maladies mendéliennes dominantes que parce qu'elle ne se transmet pas dans la descendance des mâles. Dans ce cas, pour retrouver la proportion mendélienne de 50 p. 100, il suffit, sans tenir compte des sexes des sujets atteints, de faire porter le recensement uniquement sur les sujets, femmes ou hommes, qui descendent de la souche commune par une ascendance uniquement féminine.

Le *daltonisme*, dont était atteint le physicien anglais Dalton qui a donné la première bonne description de l'affection, est un trouble visuel qui consiste en l'impossibilité congénitale de distinguer l'une de l'autre la couleur rouge et la couleur verte. Elle a surtout été étudiée par les médecins de chemins de fer, chargés d'examiner l'aptitude des employés à apercevoir les signaux lumineux verts et rouges. C'est encore une maladie qui s'hérite sur le mode matriarcal en ce sens qu'elle se transmet uniquement en filiation féminine. Toutefois, dans certaines familles, elle se limite uniquement aux hommes comme fait l'hémophilie ; dans d'autres, elle atteint exceptionnellement quelques femmes ; dans d'autres familles encore, femmes et hommes sont également atteints. Le daltonisme fait donc le passage entre l'hérédité matriarcale, type de l'hémophilie, et l'hérédité matriarcale, type de la paralysie périodique.

Comment se fait-il que le sexe ait une telle influence sur l'apparition de certaines maladies ou sur leur transmissibilité ? Nous en sommes réduits pour l'expliquer à des hypothèses non démontrées.

F. — **Maladies complexes ou multiunitaires**

L'influence du sexe est loin d'être la seule qui soit susceptible d'apporter aux règles de l'hérédité dans les maladies familiales un trouble apparent.

Si les quelques maladies familiales signalées plus haut s'héritent complètement à la façon des caractères mendéliens, il en existe beaucoup d'autres qui, à première vue, ne paraissent pas s'y conformer ; dans certains arbres généalogiques, on trouve même des particularités contredisant, à première vue, les formules de Mendel. En particulier, les proportions mendéliennes définies, 50 p. 100 pour les maladies parentales, 25 p. 100 pour les maladies fraternelles, ne se retrouvent pas, même approximativement, quand on fait pour certaines maladies familiales un relevé analogue à celui que j'ai fait plus haut pour l'albinisme. D'autre part, on voit se perpétuer dans certaines familles des maladies qui, d'après les arbres généalogiques, semblent « dominées » et qui devraient rapidement s'éteindre par les unions avec des sujets sains ; pour expliquer leur perpétuité, il faudrait que tous ces conjoints soient mixtes, véhiculant de façon latente le caractère dominé et cela est contredit par la très grande rareté de la maladie, en dehors de la famille considérée (ou même son absence, puisque certaines maladies familiales ont été observées uniquement dans une seule famille).

Il faut faire toutefois attention que certaines considérations peuvent expliquer ces anomalies apparentes.

Ainsi, on a constaté que certains caractères morphologiques nécessitent pour se manifester la présence de deux ou trois unités mendéliennes (caractères multiunitaires).

Soit un caractère biunitaire exigeant pour se produire la présence de deux unités mendéliennes A et B. Dans l'union des deux sujets A B et $a\,b$, les hybrides de première génération A B $(a\,b)$ présentent tous le caractère. A la deuxième génération, les quatre couples de caractères pouvant se former sont les suivants : A B, A b, a B, $a\,b$ et en se combinant selon la loi des probabilités, ils peuvent former seize combinaisons :

A B A B	A (b)A B	(a) B A B	$(a\,b)$ A B
A B A (b)	A b A b	(a) B A (b)	$(a)b$ A b
A B (a) B	A $(b\,a)$ B	a B a B	$a\,(b)\,a$ B
A B $(a\,b)$	A $b\,(a)\,b$	a B $a\,(b)$	$a\,b\,a\,b$

Or, de ces seize combinaisons, neuf, soit 56 p. 100, contiennent A B. Dans le cas actuel, la proportion mendélienne de 75 p. 100 fait place à celle de 56 p. 100.

On verrait de même que si le caractère biunitaire exigeait pour se produire la présence simultanée des deux unités A b ou a B, la proportion tomberait à 3 p. 16 soit 18,75 p. 100 (dans les cas où a ou b sont entre parenthèses, ils sont dominés par A ou B et ne comptent pas).

Enfin si ce caractère dépend de la présence simultanée de a et de b, il n'apparaît qu'une fois sur 16, soit 6,25 p. 100.

Les caractères triunitaires, dont Bateson a cité de curieux exemples, donnent d'autres chiffres encore.

On comprend ainsi comment des arbres généalogiques de maladies familiales peuvent donner des chiffres qui au premier abord ne paraissent pas mendéliens.

G. — Hérédité des caractères morbides dans leurs rapports avec les « fluctuations »

Enfin, il est une série de maladies familiales à l'hérédité desquelles les règles mendéliennes ne s'appliquent en aucune façon. Ce sont celles dans la pathogénie desquelles entre un élément dont l'hérédité n'est plus réglée par les lois de Mendel, mais par les lois des fluctuations. Je m'explique.

Les constatations mendéliennes ne s'appliquent avec facilité, en hérédité morphologique, qu'aux caractères susceptibles de s'opposer entre eux : yeux bleus et yeux foncés par exemple[1]. Elles ne s'adaptent pas, semble-t-il, à l'hérédité des caractères dont les variations possibles sont susceptibles d'être rangées en série continue. Ainsi, dans l'espèce humaine, la taille. Elle est en moyenne de 1 m. 65, mais avec des variations en plus ou en moins susceptibles d'aller jusqu'à 20, 25, 30 centi-

---

1. On pourrait dire qu'il y a tous les intermédiaires entre les yeux bleus et les yeux foncés. En réalité, il y a, au point de vue de la coloration, deux espèces d'iris bien distinctes ; 1° les iris qui n'ont de pigment qu'à la face postérieure : l'œil apparaît alors franchement bleu ; 2° les iris qui ont du pigment sur les deux faces ; selon l'abondance du pigment de la face antérieure, on peut alors avoir des yeux variant du gris et du vert au marron et au noir plus ou moins clairs ou plus ou moins foncés ; mais ces yeux forment un même groupe mendélien dominant, que l'on appelle « yeux foncés » tandis que le caractère yeux bleus, qui s'y oppose, est récessif.

mètres. Ces caractères ont reçu le nom de *caractères fluctuants*.

Leur hérédité a pu être étudiée dans les espèces végétales cultivées, où il est possible de mesurer soit la taille, soit la grosseur des grains, de très nombreux individus issus d'un même couple, ou d'un même sujet bisexué ; on est arrivé à des conclusions très intéressantes et qui s'appliquent sans doute aux caractères fluctuants dans l'espèce humaine.

En ce qui concerne l'hérédité pathologique, il semble, à première vue, qu'il ne puisse y avoir rien à considérer d'analogue à l'hérédité des caractères fluctuants. En effet, tout état pathologique s'oppose toujours à l'état de santé, à la façon dont s'opposent l'un à l'autre deux caractères mendéliens. Il en est en tout cas ainsi quand il s'agit d'espèces morbides bien définies, comme nous devons les envisager (la question des tempéraments morbides, conceptions beaucoup plus vagues et moins concrètes, restant réservée). Eh bien, même en s'en tenant à des espèces morbides bien définies, on peut parfois mettre en lumière le rôle pathogénique d'un élément soumis aux lois de la fluctuation et auquel, par conséquent, on ne peut appliquer les règles mendéliennes.

C'est ce qui se passe pour la maladie dite *luxation congénitale de la hanche*. Elle apparaît avec une assez grande fréquence dans certaines familles, dans certains villages endogamiques, dans certaines races, frappant surtout, mais non exclusivement, le sexe féminin, se transmettant quelquefois, mais nullement nécessairement, de la mère aux enfants, frappant parfois plusieurs enfants, et surtout plusieurs sœurs d'une même fratrie. Mais il est impossible, des arbres généalogiques que nous possédons[1], de rien tirer ressemblant à des proportions mendéliennes.

On se l'explique si l'on a présente à l'esprit l'analyse des conditions de production de cette malformation, analyse faite avec une grande perspicacité par Le Damany. Chez les quadrupèdes, la cavité de l'articulation de la hanche ou cotyle, regarde en dehors et en bas, vers le plan ventral, et s'adapte parfaitement aux conditions de fonctionnement du fémur. Le passage de la position quadrupède à la position bipède change, dans la position debout, les conditions d'adaptation des deux os. L'inclinaison du cotyle vers le plan ventral constitue, pour le bipède, une imperfection qui prédispose à la luxation. D'autre part, la station bipède entraîne la nécessité d'un bassin solide, soutenu par des fémurs volumineux. Ce bassin est encore plus large chez la femme que chez l'homme, car il doit donner passage à une tête fœtale dont le grand volume est en rapport avec le grand développement du cerveau humain.

Dans la cavité utérine maternelle, le fœtus humain se pelotonne autant que possible; mais ce pelotonnement ne se fait que grâce à une flexion extrême

---

1. Petit de la Villéon. Série familiale de luxations congénitales de la hanche (fille, mère, grand'mère). *Revue française de Méd. et de Chir.* 1908, VI, p. 232. — Dubreuil-Chambardel. L'Hérédité de la luxation congénitale de la hanche, *Gaz. méd. du Centre*, 1910, p. 282. — Houchard, De l'Hérédité dans la luxation congénitale de la hanche, *Thèse de Nancy*, 1909-1910.

du fémur avec torsion de l'os sur son axe. Si l'on mesure cette torsion par l'angle que fait le plan vertical passant par l'axe de la tête fémorale avec le plan vertical passant par l'axe transversal de l'extrémité inférieure, on voit qu'elle est nulle chez l'embryon de quatre mois, qu'elle augmente de plus en plus et atteint à la naissance un maximum qui fluctue autour de 40° avec écarts entre 30° et 50°, qu'elle diminue de nouveau après la naissance pour descendre chez l'adulte aux environs de 12°. Tous les sujets, même les plus normaux, présentent, dans les mois qui précèdent la naissance, une phase critique, répondant à la période du maximum de torsion. L'obliquité du cotyle d'une part, la torsion du fémur de l'autre, produisent une mauvaise orientation réciproque des deux surfaces articulaires de la hanche. La tête fémorale n'appuie plus normalement au plan du cotyle, aussi la profondeur du cotyle diminue ; elle est chez le fœtus humain de six mois égale à la moitié du diamètre, à la naissance elle n'est plus que les quatre dixièmes en moyenne, ce qui suffit encore à maintenir la tête fémorale en place lors des premiers pas ; le cotyle se creuse du reste davantage ultérieurement, du fait même du contact et des mouvements de la tête fémorale ; chez l'adulte, il a repris une profondeur des sept dixièmes du diamètre. Telle est l'évolution normale.

Mais quand la torsion fémorale et l'obliquité du cotyle fluctuent au delà des limites compatibles avec la bonne adaptation du fémur, la luxation se produit. Sur les pièces de luxation congénitale de la hanche on note des torsions fémorales allant de

30° à 90° et des obliquités du cotyle allant de 30°
à 60°.

Ces mauvaises conditions se présentent davantage
chez les filles parce que, déjà dès la vie fœtale, les
filles ont le bassin plus large que les garçons; on
comprend pourquoi on trouve la maladie sept fois
plus fréquente chez les filles que chez les garçons.
L'influence du sexe trouve donc, dans ce cas, une
explication tout à fait rationnelle.

On s'explique aussi pourquoi la maladie ne s'observe guère que dans la race blanche, en particulier
dans les populations celtiques; elle fait défaut dans
les races inférieures, qui ont le crâne moins volumineux, le bassin moins large, et, ce qui n'en est
qu'une conséquence, le fémur moins tordu, et la
cavité cotyloïde moins oblique.

En résumé, la production de la luxation congénitale de la hanche est soumise à l'influence combinée
de deux caractères fluctuants : l'angle de torsion
fémorale, et l'obliquité du plan du cotyle. Bien qu'il
s'agisse d'une maladie bien caractérisée, susceptible
d'être opposée à un état normal aussi nettement
qu'un caractère mendélien s'oppose à un caractère
mendélien de la même paire, on comprend que son
hérédité n'obéisse pas à des proportions définies
constantes, mais subisse des variations qu'on ne
peut prévoir et dont on ne peut poser les règles
qu'en opérant sur de très grands nombres. Il est
tout naturel que dans les arbres généalogiques de
luxation héréditaire de la hanche on ne puisse
trouver rien de comparable aux proportions mendéliennes.

II. — Prophylaxie des maladies familiales basée sur les lois de leur hérédité.

Au point de vue prophylactique, l'étude de l'hérédité dans les maladies familiales permet d'énoncer un certain nombre de règles dont l'application aurait pour résultat d'empêcher le retour de la maladie dans la descendance des familles atteintes. Avant que cette étude ait été faite, on envisageait comme souhaitable l'extinction totale de ces familles ; on conseillait à leurs membres de ne pas se marier, sous peine d'avoir une descendance malheureuse ; on interdisait aux personnes désireuses de contracter union avec un membre de ces familles, de songer à une telle union. Une excommunication aussi radicale et aussi pénible peut aujourd'hui être évitée, et on doit y substituer les quelques conseils ci-après qui, moins draconiens, ont beaucoup plus de chance d'être suivis, puisqu'ils laissent à la plupart des malheureux membres des familles atteintes la possibilité de se créer une famille, en restreignant seulement dans une mesure définie les choix à leur conseiller.

1° *Maladies familiales à hérédité continue (maladies parentales).* — Dans ces maladies, les sujets malades eux-mêmes peuvent seuls transmettre la maladie à leurs descendants. Il n'y a donc aucun inconvénient à admettre au mariage les enfants des sujets restés sains. Pour affirmer qu'un sujet est sain et restera sain, il faut tenir compte de la nature de la maladie et de l'âge à laquelle elle se déclare,

S'il s'agit de malformations congénitales, par conséquent visibles dès la naissance, les sujets ne présentant pas la malformation ne doivent être soumis à aucune restriction. S'il s'agit au contraire de maladies ne se manifestant que tardivement, tel le ptosis familial tardif de Dutil qui débute aux environs de la cinquantaine, il faut attendre que les parents aient largement dépassé cet âge pour pouvoir affirmer que leurs descendants ne portent pas le germe de la maladie et peuvent être épousés sans crainte.

2° *Maladies familiales à hérédité matriarcale (maladies matriarcales)*. — Dans ces maladies, la descendance des sujets mâles ne doit être l'objet d'aucune mesure particulière, puisque ces sujets, même s'ils sont atteints eux-mêmes, ne transmettent jamais leur maladie à leur descendance. Au contraire, il faut déconseiller l'union avec les sujets descendant de la souche commune par les femmes, tant s'il s'agit de mâles, parce qu'alors eux-mêmes sont susceptibles d'être atteints (50 p. 100), que s'il s'agit de femmes puisqu'elles transmettent la maladie à 50 p. 100 de leurs fils.

Dans ces maladies, les mariages consanguins ne doivent être l'objet d'aucune restriction particulière, puisqu'il s'agit de caractères dominants, toujours patents, jamais latents.

3° *Maladies familiales à hérédité discontinue (maladies fraternelles, maladies récessives)*. — Dans ce cas, la maladie est susceptible d'être véhiculée à l'état latent et il faut suspecter tous les descendants et tous les collatéraux des sujets atteints ; mais les chances de réapparition sont beaucoup moindres que pour les sujets suspects des deux catégories précédentes, puisque, au lieu du chiffre de 50 p. 100 propre à ces deux catégories, la proportion de sujets véhiculant le caractère morbide ne dépasse pas 25 p. 100 (maladies monounitaires), et tombe à des chiffres inférieurs quand il s'agit de maladies biunitaires, 18,75 p. 100 quand une seule des deux unités est récessive, 6,25 p. 100 quand toutes deux sont récessives. Ce caractère demeure du reste latent si le conjoint ne le véhicule pas de son côté. Les membres de ces familles peuvent donc être admis au mariage, mais après enquête sur le conjoint dont la famille doit être exempte de toute tare semblable. Comme l'affection peut rester latente pendant toute une série de générations, il faut remonter loin dans les ascendants, loin dans les collatéraux pour acquérir la plus grande certitude possible de l'absence de la tare dans la famille. Les mariages consanguins, à un degré si éloigné soit-il, doivent toujours être interdits en ce qui concerne cette troisième catégorie. Dans les mariages croisés au contraire, les chances de retour du mal deviennent minimes.

Les maladies familiales susceptibles de survenir du fait de fluctuations exagérées de caractères anatomiques ou physiologiques, comme la luxation congénitale de la hanche, relèvent des mêmes règles que les maladies mendéliennes récessives, puisque les dangers sont de même ordre. Là aussi il faut se garder des mariages consanguins, et rechercher les mariages croisés. L'exogamie, comme on dit, doit être la règle. Les mêmes précautions doivent être prescrites pour celles d'entre les maladies familiales dont le mode héréditaire est encore mal

déterminé à cause des difficultés qu'oppose à cette
détermination leur rareté, ou le petit nombre de
sujets dans les fratries. Il est prudent d'interdire
également les unions consanguines, quand de telles
maladies sont en cause.

CHAPITRE IV

Influences héréditaires incidentelles.

Distinction des influences qui agissent sur les éléments
sexuels et des influences qui agissent sur l'ovule fécondé.
Mécanisme de l'action des influences héréditaires incidentelles sur les éléments sexuels. Mécanisme de l'action de ces
mêmes influences sur l'ovule fécondé.

**A. — Influences héréditaires incidentelles. Distinction
des influences portant sur les éléments sexuels isolés
et des influences qui agissent sur l'ovule fécondé.**

Jusqu'ici, notre étude de l'hérédité morbide s'est
limitée à la seule considération des influences ancestrales lointaines, mais une telle simplification
n'est possible que dans le cadre relativement restreint des maladies familiales, affections qui, par
définition même, apparaissent indépendamment de
toute influence extérieure; nous allons pénétrer
maintenant dans un domaine beaucoup plus vaste
et beaucoup plus varié; beaucoup de maladies de
développement, amorcées peut-être il est vrai par
des influences ancestrales prédisposantes, ne se
constituent que comme conséquences d'influences
nuisibles plus prochaines, qui sont venues à la tra-

verse du développement du jeune être, soit dans sa vie indépendante, extra-utérine (alors elles n'intéressent plus l'hérédité morbide), soit plus souvent et plus efficacement au cours de la vie intra-utérine ou même au cours des stades primitifs du développement (elles rentrent alors dans le vif de notre sujet).

Dans ces faits plus complexes, les lois de l'hérédité telles que nous les avons exposées dans notre premier chapitre demeurent vraies, mais comme Pearson l'a fait remarquer, les résultats statistiques ne correspondent exactement à la loi de Galton qu'en applicant à la formule de Galton un coefficient correctif, variable du reste avec chaque cas particulier.

Quand il s'agit de caractères dits mendéliens, opposables deux à deux, exclusifs l'un de l'autre, la loi de Galton s'applique exactement, le coefficient est l'unité et peut être supprimé dans la formule. Il en est de même quand il s'agit de maladies familiales obéissant intégralement aux lois de Mendel.

Quand il s'agit de faits (normaux ou morbides) auxquels la loi de Mendel s'applique moins strictement, le coefficient prend une valeur qui, dans les cas extrêmes peut être considérable. Ce coefficient représente l'action des influences incidentelles susceptibles d'agir sur le développement des éléments sexuels d'abord, puis de l'œuf et du jeune organisme, et d'adjoindre leur action à celles des influences ancestrales. Il exprime l'influence du milieu prise dans son sens le plus large : milieu extérieur après la naissance, milieu maternel pendant la vie intra-utérine, milieux paternel ou maternel pendant la formation du spermatozoïde ou de l'ovule. Ces deux dernières influences de milieu sont encore des influences héréditaires, bien qu'il faille les distinguer des influences ancestrales. Elles sont très importantes.

B. — Mécanisme de l'action des influences héréditaires incidentelles sur les éléments sexuels.

L'homme, de même que tout être vivant à reproduction sexuelle, provient à l'origine d'une cellule unique, l'œuf, formée elle-même par la fusion d'une demi-cellule d'origine paternelle, le spermatozoïde, avec une demi-cellule d'origine maternelle, l'ovule. Quand la reproduction se fait dans des conditions normales, quand aucune influence nuisible, aucune maladie du père ou de la mère n'a troublé l'évolution naturelle des deux demi-cellules sexuelles, spermatozoïde et ovule, l'œuf formé par leur réunion a une constitution normale, et, si, au cours de son développement dans l'utérus maternel d'abord, puis au cours de sa vie extra-utérine, il continue à trouver des conditions normales de développement, il réalise le type spécifique normal, en y adjoignant des caractères de variété ou de race dont moitié est d'origine paternelle, moitié est d'origine maternelle. Selon que le père et la mère appartiennent à une race robuste et belle, ou à une race moins bien douée, il peut lui-même être plus ou moins bien constitué, mais il ne s'écarte pas du type de son espèce et de sa race.

Mais nombreuses sont les circonstances qui peuvent venir à la traverse de cette évolution normale, en agissant soit sur l'une ou l'autre des demi-cellules sexuelles avant leur fusion en une cellule unique, soit sur cette cellule-œuf une fois constituée.

Les demi-cellules sexuelles masculines ou *spermatozoïdes* sont produites à partir de la puberté par bipartitions successives des *spermatogonies*, cellules provenant elles-mêmes directement des cellules mésodermiques primitives du mésothélium germinatif. Tandis qu'un grand nombre de cellules du corps se différencient au cours du développement pour constituer les diverses espèces cellulaires qu'on rencontre dans notre organisme, les cellules destinées à former les éléments reproducteurs conservent sans se différencier les qualités de la cellule-œuf primitive. Pendant toute la longue période qui s'étend de leur apparition à la puberté, ces cellules sommeillent dans le revêtement des tubes testiculaires ; elles peuvent y subir le contre-coup des vicissitudes que subit l'organisme. Néanmoins leur inertie même les rend moins vulnérables qu'ultérieurement.

A partir de la puberté, elles entrent en prolifération active, prolifération qui est saisonnière chez la plupart des animaux sauvages, et aussi chez l'homme des tribus arctiques, dont l'instinct génésique sommeille durant l'hiver polaire, mais qui est devenue permanente chez certains animaux domestiques et chez l'homme des régions chaudes et tempérées, lequel, a dit Voltaire, se différencie de la bête en ce qu'il boit sans soif et fait l'amour en toute saison. Pendant cette période d'activité, plus facilement les spermatogonies sont altérées par les modifications que peut subir l'organisme, et les spermatozoïdes qui en proviennent peuvent alors subir les conséquences fâcheuses des mauvaises conditions dans lesquelles ils ont été produits.

Pour l'ovaire, pour les *ovogonies* et pour les *ovules*, les choses se passent comme pour le testicule, pour les spermatogonies et pour les spermatozoïdes, avec cette seule différence que, tandis que le testicule fabrique journellement des myriades de spermatozoïdes, l'ovaire émet seulement un ovule à chaque saison du rut chez les animaux, à chaque période menstruelle chez la femme (chez les femmes des tribus arctiques les menstrues cessent pendant l'hiver polaire). Comme le spermatozoïde, l'ovule est donc susceptible de ressentir les conséquences des altérations fâcheuses qu'ont pu subir les ovogonies tant avant qu'après la puberté.

Enfin quand la fusion de la demi-cellule mâle, ou spermatozoïde, avec la demi-cellule femelle, ou ovule, a constitué l'œuf, cet œuf lui-même, qui se greffe sur les parois de l'utérus maternel, et qui reçoit des humeurs maternelles sa nourriture, peut ressentir les conséquences de modifications survenues dans le milieu maternel du fait de maladies, d'intoxications ou d'influences quelconques.

De cet exposé résulte cette conséquence que les influences vicieuses d'origine paternelle ne peuvent agir que sur le seul spermatozoïde, tandis que celles d'origine maternelle peuvent agir de deux façons : 1° sur l'ovule avant son union avec le spermatozoïde ; 2° sur l'œuf fécondé pendant son séjour de neuf mois l'organisme maternel. Il nous reste à étudier ces dernières.

G. — Mécanisme de l'action des influences incidentelles sur l'ovule fécondé.

Pour bien comprendre l'efficacité de ces dernières influences, il est nécessaire que nous rappelions certaines données sur les conditions de développement de l'œuf chez les mammifères.

Sitôt constitué par la fusion du spermatozoïde et de l'ovule, l'œuf, dès qu'il trouve des conditions favorables, s'accroît par multiplications cellulaires successives. Cet accroissement se fait selon une évolution qui est toujours la même dans la même espèce, et qui reproduit pour un œuf donné l'évolution qu'ont subie de même les ancêtres dans les générations antérieures. Cependant l'identité absolue n'existe pas; elle n'existerait que si les conditions ambiantes du développement se rencontraient identiques, ce qui n'est pas; toutefois deux raisons font qu'à défaut d'identité absolue, une très grande similitude est réalisée; la première raison, c'est que, du moins dans les échelons supérieurs de l'échelle des êtres vivants, tout est disposé pour que les conditions de développement de l'œuf soient aussi constantes que possible ; ainsi l'œuf humain trouve dans l'utérus maternel une température oscillant très peu aux environs de 37°, et un milieu nutritif, le plasma sanguin maternel, dont la composition chimique est maintenue constamment identique à elle-même par des mécanismes autorégulateurs variés ; la seconde raison, c'est que si des éventualités viennent par trop troubler ce développement, les perturbations qui en résultent sont telles que l'embryon meurt. Il est pris dans ce dilemme, ou se développer sur le type normal, ou mourir.

Il ne faut pourtant pas exagérer la nécessité de cette alternative. Entre la croissance complètement normale, et les anomalies du développement assez importantes pour entraîner la mort de l'embryon, il existe une zone frontière, un *no man's land*, répondant justement aux cas où les influences anormales, subies au cours du développement, créeront des états s'écartant plus ou moins du type caractéristique de l'espèce. Ces états (morphologiques, ou simplement fonctionnels, ou encore psychiques) constituent une bonne part des tares qui ont été groupées sous le nom d'*états de dégénérescence* et de *stigmates de dégénérescence*. Leur étude est très importante. Mais, pour les exposer de façon plus concrète, il me paraît indispensable au lieu d'en faire dès à présent une étude d'ensemble, qui serait forcément très générale et par suite très vague, d'envisager d'abord des faits bien spécifiés ; au lieu d'énumérer d'ensemble les effets nuisibles des intoxications et des toxi-infections sur la descendance, nous étudierons d'abord une intoxication en particulier. Cette manière de voir est d'autant plus justifiée que nous allons débuter par une intoxication des plus fréquentes, *l'alcoolisme* ; elle est tellement typique pour le cas qui nous occupe que certains auteurs, comme Magnan, ont considéré pratique-

ment la dégénérescence et l'hérédité alcoolique
comme deux conditions le plus souvent équivalentes.
(Voir la communication de Magnan et Fillassier.
Alcoolisme et dégénérescence, au Ier Congrès inter-
national eugénique de Londres, 1912, dont les
Comptes rendus sont publiés sous le titre *Problems
in Eugenics*, London, 1912, vol. I, p. 354.)

CHAPITRE V

Hérédité toxique ; Hérédité alcoolique.

Mécanisme de l'hérédité alcoolique; influence paternelle, influence maternelle. Conséquences de l'hérédité alcoolique; elle se manifeste surtout sur le système nerveux.

A. — Mécanisme de l'hérédité alcoolique. Influence paternelle ; influence maternelle.

Lorsqu'une femme enceinte absorbe un petit verre d'alcool, le toxique ne passe pas uniquement dans le sang maternel, mais aussi dans le sang de l'enfant. Quand on fait prendre à la mère, dans les heures qui précèdent l'accouchement, quelques centilitres d'alcool, on peut, en recueillant du sang de l'enfant lors de la section de la veine ombilicale, déceler dans ce sang la présence du toxique (Michel). M. Nicloux en intoxiquant par l'alcool des femelles pleines, et en dosant l'alcool dans les organes maternels et dans les organes fœtaux, a vu que la teneur de ceux-ci en alcool est à peu près exactement égale à celle des premiers. Le placenta ne constitue donc pas une barrière pour l'alcool, et les femmes qui font abus d'alcool au cours de leur grossesse intoxiquent en même temps qu'elles-mêmes l'enfant qu'elles portent dans leur sein.

Il est certain que cette modification du milieu sanguin d'un être aussi frêle que l'embryon en cours de développement est susceptible d'entraver gravement le développement embryonnaire. Féré l'a montré expérimentalement pour les embryons de poulet. Lorsque les œufs en incubation séjournent dans une atmosphère de vapeurs d'alcool, ou encore si on injecte dans le blanc de l'œuf quelques gouttes d'alcool, on observe une proportion considérable de développements anormaux, de malformations, de monstruosités, et de mort de l'embryon. Il en est de même quand les œufs sont soumis à un séjour prolongé dans les vapeurs d'alcool avant d'être mis en incubation. Si on ajoute aux vapeurs d'alcool, ou si on y mélange des vapeurs des essences diverses, essence d'absinthe, essence d'anis, essence de badiane, avec lesquelles les buveurs varient leurs plaisirs, les malformations atteignent plus spécialement les centres nerveux.

Il est donc bien démontré que l'alcool et les essences, agissant sur le produit de la conception, sont susceptibles d'avoir des conséquences graves sur le développement.

Pourtant, quelque fâcheuse que soit l'éventualité de l'intoxication alcoolique du produit de la conception, il semble qu'un autre mécanisme, encore plus déplorablement efficace, soit en cause pour expliquer la malheureuse destinée de la descendance des alcooliques. On observe, en effet, que cette destinée n'est pas moins terrible quand le père seul est alcoolique que quand c'est la mère seule, au contraire. Il faut donc bien admettre que l'action de l'alcool sur le spermatozoïde est aussi et plus fâcheusement efficace que son action sur l'ovule, additionnée même de l'action sur l'embryon et le fœtus au cours des neuf mois de leur développement.

Cette constatation peut paraître étonnante, elle s'impose cependant d'après l'examen des faits. Très souvent l'alcoolisme paternel est seul en cause et, néanmoins, les désastres s'accumulent sur la progéniture. Il est donc bien certain que l'alcool a agi par l'intermédiaire de ce petit élément minuscule, le spermatozoïde, qui a un volume deux cent mille fois inférieur à celui de l'ovule. Nous savons déjà qu'au point de vue de l'hérédité ancestrale, ovule et spermatozoïde sont deux demi-cellules équivalentes, malgré leur différence de taille. Faut-il croire qu'au point de vue de l'hérédité morbide, le spermatozoïde, non seulement vaut l'ovule, mais le surpasse? Non ; mais il est permis de penser que le spermatozoïde est plus sensible que l'ovule aux modifications sanguines. Dans l'ovule, gros élément gorgé de réserves nutritives, la substance vraiment active et spécifique est comme perdue et masquée au milieu d'une abondante substance indifférente ; au contraire, le spermatozoïde est presque uniquement formé de substance active hypersensible. En outre, les ovules primordiaux se forment tous dans les premières années de la vie ; à l'âge adulte ce sont des éléments déjà constitués, moins sensibles aux causes d'altération ; au contraire, le testicule, pendant toute la durée de l'âge adulte, est le siège de multiplications cellulaires très actives, aboutissant à la formation journalière de millions de spermatozoïdes ; on comprend qu'au cours de leur formation, ces éléments naissants soient plus sensibles aux adultérations du milieu intérieur.

En outre, M. Nicloux, dans ses dosages de l'alcool dans les organes d'animaux intoxiqués, a constaté que les organes glandulaires sont ceux qui fixent le plus activement l'alcool, et que, parmi les glandes, c'est le testicule qui a la plus grande affinité pour cette substance. On la retrouve également dans la prostate, le liquide prostatique, le sperme. On comprend facilement que les spermatozoïdes puissent déjà être altérés alors que le père alcoolique conserve encore l'apparence de la bonne santé. Chez les alcooliques plus avancés, le testicule entre en dégénérescence graisseuse et aboutit à l'atrophie et à la sclérose.

Les expériences de Stockard et miss Craig sont plus intéressantes encore parce qu'elles ont réalisé des conditions expérimentales se rapprochant davantage des conditions d'intoxication habituelle chez l'homme. Ils ont fait respirer une fois par semaine, à des cobayes mâles et femelles, des vapeurs d'alcool, en ayant soin de s'arrêter dès les premiers symptômes d'intoxication (hébétude, chancellement). Les cobayes eux-mêmes n'ont éprouvé aucun dommage de ce régime ; mais la progéniture s'en est vivement ressentie. Sur 24 mâles alcoolisés accouplés à des femelles saines, 14 ont été stériles ; des 10 couples restants, 5 n'ont donné que des mort-nés, au nombre de 8 ; 5 ont donné 12 petits vivants, parmi lesquels 2 sont morts de suite, 5 sont morts entre 1 et 6 semaines avec des convulsions épileptiformes, 5 ont vécu mais sont restés plus petits que la normale. D'autre part, de 4 femelles alcoolisées fécondées par des mâles sains, 1 est restée stérile, 1 a mis bas avant terme trois petits qui sont morts immédiatement, 2 ont donné chacune un petit normal qui a vécu. Enfin, de 14 couples dont le mâle et la femelle avaient été tous deux soumis à l'inhalation de vapeurs d'alcool, 10 sont restés stériles, 3 n'ont donné que des mort-nés au nombre de 6, 1 seul a donné un petit vivant qui au 6ᵉ jour a été pris de convulsions épileptiformes, et est mort. L'autopsie des parents, sacrifiés, a montré qu'ils ne présentaient eux-mêmes aucune altération viscérale, et, qu'en particulier, les testicules et les ovaires contenaient des spermatozoïdes et des ovules d'apparence normale.

Ainsi, une alcoolisation modérée et intermittente, comme elle est si fréquente dans l'espèce humaine, a eu des conséquences déplorables pour la progéniture. On conçoit que l'usage de l'alcool soit funeste pour la descendance même quand il est assez modéré pour ne pas entraîner l'ivresse, même quand les sujets conservent eux-mêmes leur état de santé, même quand un seul des parents s'alcoolise. Il est à noter que les expériences relatées ci-dessus corroborent l'observation clinique en ce qui concerne la nocivité prédominante de l'hérédité paternelle. Quand le père seul est alcoolique, 58 p. 100 de stérilité, 22 p. 100 de mort-nés, 20 p. 100 de vivants, mais tous malades, épileptiques, ou chétifs. Quand c'est la mère, 25 p. 100 de stérilité, 25 p. 100 de mort-nés, 50 p. 100 de sujets normaux.

En somme, l'hérédité paternelle est nettement prédominante dans les expériences sur les animaux. Il faut donc bien admettre que la fréquence très

grande de l'hérédité alcoolique dans l'espèce humaine
n'a pas seulement pour facteur la plus grande fréquence de l'alcoolisme dans le sexe masculin, mais
aussi une action plus nocive de l'alcool sur la glande
génitale mâle, et sur l'élément sexuel mâle. Les
lésions atrophiques du testicule qui se rencontrent
chez les vieux buveurs sont, du reste, sous la dépendance directe de l'intoxication alcoolique. MM. Bouin
et Ancel ont pu les réaliser sur des rats blancs qu'ils
avaient soumis à l'administration prolongée de
petites doses quotidïennes d'alcool. Leurs testicules
étaient devenus plus petits et plus mous que ceux
des témoins, et l'examen microscopique montra des
altérations dégénératives des cellules des tubes
séminifères, et particulièrement de celles de la
lignée germinative, c'est-à-dire des cellules-mères
des spermatozoïdes.

B. — Conséquences de l'hérédité alcoolique

Lancereaux nous a appris à distinguer l'action
variée des habitudes d'intempérance, et a montré
que les conséquences sur le buveur ne sont pas les
mêmes selon qu'il fait abus de vin, ou abus d'eau-
de-vie, ou abus d'essences (absinthe, vermouths,
amers, etc.). Les *grands buveurs de vin*, ceux qui
boivent des quatre, six et huit litres par jour de
vins souvent largement plâtrés, altèrent surtout leur
foie et meurent de cirrhose atrophique du foie. Les
buveurs d'eau-de-vie ont des organes prématurément
séniles, chargés de graisse et leurs cellules sont
plus ou moins chargées de gouttelettes graisseuses ;
les testicules participent à ces lésions de sénescence

au même titre que les autres organes ; ils sont mous et flasques ; leur parenchyme est jaunâtre par suite de la dégénérescence graisseuse des cellules des tubes séminipares, c'est-à-dire des cellules-mères des spermatozoïdes ; enfin le système nerveux est troublé, la sensibilité émoussée, les réactions réflexes exagérées, les muscles en état d'excitabilité (tremblement), ainsi que les cellules de l'écorce cérébrale, d'où la facilité du délire spécial (*delirium tremens*) qu'un incident quelconque, fièvre, chute, choc, suffit à déclancher. Les *buveurs habituels d'absinthe* ou d'essences analogues présentent surtout des lésions des nerfs périphériques et des centres nerveux se traduisant par des crampes, de l'hypersensibilité cutanée, des hyperesthésies douloureuses des membres inférieurs, des troubles moteurs pouvant aboutir à la paralysie double des extenseurs des pieds, des crises convulsives, des états mentaux pouvant aller jusqu'au délire homicide le plus dangereux, et aboutir finalement à la démence et à l'abrutissement absolu.

Ces trois variétés d'alcoolisation se retrouvent dans l'hérédité alcoolique. Mais qu'il s'agisse d'alcoolisme par le vin, par l'eau-de-vie ou par l'absinthe, l'hérédité alcoolique se traduit en première ligne par une débilité congénitale des enfants et une mortalité très forte dans les premières années de leur vie.

Jacquet a relevé les chiffres suivants par l'interrogatoire des malades de son service de l'hôpital Saint-Antoine, qui se recrute surtout dans la population ouvrière du faubourg Saint-Antoine, ouvriers aisés et buvant beaucoup.

141 hommes à alcoolisation modérée, ne buvant pas plus d'un litre de vin par jour, et ne buvant de l'eau-de-vie ou des apéritifs que rarement, ont eu 305 enfants, 85 sont morts, soit 19 p. 100.

108 hommes à alcoolisation forte, buvant un litre et demi à deux litres de vin par jour, et y joignant de l'eau-de-vie ou de l'absinthe assez fréquemment, ont eu 248 enfants, dont 115 ont succombé, soit 26 p. 100.

147 hommes à alcoolisation très forte, buvant plus de deux litres par jour, ou buvant habituellement chaque jour un ou plusieurs petits verres d'alcool ou une ou plusieurs absinthes, ont eu 326 enfants, dont 244 ont péri, soit 55 p. 100.

Non seulement les enfants des grands buveurs meurent prématurément en proportion très élevée, mais ceux qui survivent sont de tristes échantillons de l'espèce humaine. On note chez eux des anomalies très variées : tantôt il s'agit de débilité générale, de retard général dans la croissance, d'insuffisance de corpulence et de taille, d'anémie, de maigreur, en un mot de l'état que Bauer a caractérisé par le nom de *chétivisme* ; tantôt il s'agit d'anomalies morphologiques, qui peuvent être très diverses : conformation bizarre du crâne, prognathisme, anomalies dentaires, oreilles en anse, oreilles désourlées, fibrochondromes périauriculaires, vices de conformation des extrémités ou des organes génitaux; tantôt il s'agit de débilités d'organes ou de troubles fonctionnels viscéraux, tels que troubles dysthyroïdiens, débilité rénale, dyshépaties; c'est à la fois à leur débilité générale et à une faiblesse des tissus qui diminue leur résistance qu'il faut attribuer la fréquence de la tuberculose chez ces sujets, tuberculose osseuse et tuberculose pulmonaire.

Mais les troubles les plus fréquents sont ceux qui portent sur les centres nerveux. Très souvent les enfants d'alcooliques sont en retard au point de vue intellectuel ; on peut noter chez eux tous les intermédiaires entre le simple retard qui est rattrapé ultérieurement, et le complet défaut de développement intellectuel, l'idiotie profonde. Les relevés des asiles montrent que 60 p. 100 des idiots sont des fils d'alcooliques ; presque toujours c'est le père qui est en cause.

Plus souvent les enfants d'alcooliques sont déséquilibrés ; dans la première enfance, ils sont sujets aux convulsions ; plus tard, ils sont incapables d'attention soutenue, de desseins suivis et raisonnés ; ce sont des instables, sujets à des colères, à des impulsions, à des tics, à des manies, à des phobies ; ils peuvent avoir des hallucinations, et des troubles mentaux divers ; ils versent facilement dans la folie ; il s'agit surtout de folie du groupe des mélancolies, avec souvent tendance au suicide. Enfin l'épilepsie se trouve avec une très grande fréquence chez les descendants des buveurs d'eau-de-vie et surtout des buveurs d'absinthe. Plus des deux tiers des cas d'épilepsie essentielle relèvent de l'hérédité alcoolique ; plus du quart des enfants des grands buveurs d'absinthe sont atteints d'épilepsie. Les statistiques de Legrain, de Grenier, de Bourneville, de Demme, de Martin concordent et aboutissent toutes à des chiffres voisins de ceux que nous avons donnés.

Les travaux de M. Ladame [1], de Magnan et Fillassier [2], plus récents, parlent encore dans le même sens.

Certaines observations sont tout à fait frappantes. M. Brunon rapporte qu'une forte fille de dix-neuf ans a d'un premier mari un enfant robuste et bien portant ; elle épouse en secondes noces un alcoolique et a un premier enfant rachitique à ce point qu'il ne peut marcher qu'avec des béquilles, un deuxième idiot, un troisième atteint de luxation congénitale de la hanche ; le suivant naît normal, mais le dernier naît mort avec quatre doigts seulement à chaque main.

Legrain rapporte qu'un alcoolique mort à l'asile d'aliénés avait eu 7 enfants dont 6 morts en bas âge de convulsions. Un autre, 9 enfants, ainsi répartis : le premier convulsions, le second convulsions, le troisième méningite, le quatrième convulsions, le cinquième convulsions et épilepsie, le sixième méningite, le huitième né avant terme, le neuvième débile de corps et d'esprit, seul le septième n'offrait rien de particulier. Un troisième alcoolique traité par le même auteur avait perdu 8 enfants sur 12 de convulsions entre cinq mois et deux ans ; les quatre qui avaient survécu étaient une fille prostituée, une fille hystérique, un garçon ivrogne, un garçon épileptique. Notons que les malades de Legrain, internés pour folie alcoolique, ont des enfants chez qui l'hérédité alcoolique se manifeste surtout par

1. Ladame, Alcool et hérédité. Genève 1912. L'alcool et l'Eugénique. Société française d'Eugénique, séance du 3 déc. 1913, *in l'Eugénique*, 1913, p. 177.

2. Magnan et Fillassier. Alcoolisme et dégénérescence. *Problems in Eugenics, C. R. du 1er Congrès d'Eugénique*, Londres, vol. 1, p. 354.

des désordres du système nerveux. L'hérédité ancestrale transmet dans ces cas la sensibilité spéciale du système nerveux, et l'alcoolisme, soit personnel, soit par hérédité, provoque sur ce système nerveux sensible les plus grands désordres.

Dans d'autres familles, sans doute à centres nerveux ancestralement plus résistants, l'hérédité alcoolique se manifeste par des monstruosités analogues à celles que Féré trouvait chez les poulets nés d'œufs soumis aux vapeurs d'alcool. Tel est le cas publié par mon collègue Barbier. Une femme bien constituée, saine, très intelligente, mais ayant eu le malheur d'épouser un homme buvant souvent sept à huit absinthes dans sa matinée, a eu cinq grossesses. L'aînée de ses enfants est une fille assez bien développée et intelligente, mais anémique et faible et présentant aux deux mains de curieuses déformations atrophiques. La totalité du pouce gauche, les deux dernières phalanges de l'index et du médius à droite et à gauche, la dernière phalange de l'annulaire gauche, et tous les orteils et les métatarsiens du pied gauche sont absents. Les deux dernières phalanges de l'annulaire droit, et la seconde phalange, devenue phalange terminale, de l'annulaire gauche sont atrophiées. Le second enfant, un garçon, est coléreux, de caractère faible, sournois; il a des cambrures considérables des tibias qui font paraître les membres supérieurs trop longs et lui donnent un aspect simiesque, les testicules sont retenus dans l'abdomen, le pénis est énorme, fait déjà noté au moment de la naissance. La troisième grossesse se termina à six mois et demi par la naissance de deux jumelles, qui mou

rurent au bout de quelques jours. Puis le père
sembla se ranger un peu et diminua ses excès
alcooliques et la grossesse suivante se termina à
terme et la fille qui en naquit est bien conformée
et intelligente. De la cinquième grossesse naquit à
terme une fille présentant sur la première phalange
des doigts des sillons congénitaux analogues à ceux
que causent les brides amniotiques. Il est remarquable que, dans ce cas, le père, malgré ses excès
d'absinthe, n'avait pas présenté de phénomènes nerveux, ni troubles mentaux, ni crises convulsives,
ni paralysie alcoolique. Il était seulement sujet à
des accès de colère érotique et c'est souvent au
cours d'accès de ce genre que les enfants étaient
conçus. La mère, d'autre part, semblait bien douée
au point de vue du système nerveux. C'est d'un autre
côté que se sont portés les méfaits de l'hérédité
alcoolique. Ces faits sont donc l'inverse de ceux
recueillis en très grand nombre dans les asiles
d'aliénés. Les sujets que l'alcoolisme conduit à
l'aliénation appartenaient à une lignée à système
nerveux sensible; leurs enfants également; il est
tout naturel que, chez ceux-ci, l'alcoolisme héréditaire frappe surtout le système nerveux, et c'est
surtout chez eux qu'on observe l'idiotie et l'épilepsie.
Ce n'est pas le trouble cérébral lui-même qui est
hérité, puisque souvent celui-ci a été acquis après
la conception des enfants; aussi il n'y a pas de
raison pour que l'hérédité soit similaire; elle est
dissemblable; aliénation chez le père, idiotie ou
épilepsie chez l'enfant. On voit combien, dans ces
faits, la modalité héréditaire est différente de celle
qu'on observe dans les maladies familiales. Je ne

crains pas d'y insister parce que la distinction est capitale.

C'est dans cette distinction qu'on peut trouver l'explication d'une antinomie qui a beaucoup étonné les auteurs. Tous les aliénistes, de par leur expérience journalière, enseignent que l'alcoolisme des parents a pour conséquence fréquente la « dégénérescence » des enfants. On sait que, dans la bouche des aliénistes, ce terme dégénérescence signifie une forme particulière de troubles mentaux d'origine constitutionnelle et le plus souvent héréditaire. C'est ce sens primitif (folie des dégénérés) qui a été élargi dans le langage courant. La récente statistique de Magnan et Fillassier au *Congrès d'Eugénique de Londres* de 1912 a eu pour but de montrer que la plus grande fréquence des troubles mentaux alcooliques dans les asiles a été suivie, une vingtaine d'années après, de l'augmentation de fréquence de la folie des dégénérés dans les mêmes asiles.

Or, les statistiques de Pearson, recueillies suivant la méthode biométrique de cet auteur, ont montré que c'est le contraire qui est vrai ; on devient surtout alcoolique parce qu'on hérite d'un cerveau mal constitué et de tendances vicieuses ; si les fils d'alcooliques ont souvent une mentalité anormale, c'est, d'après Pearson, qu'ils héritent d'une tournure d'esprit anormale ; traduit dans le langage des aliénistes, cette formule devient la suivante : les fils d'alcooliques sont dégénérés, non parce que leurs pères sont alcooliques, mais parce que leurs ancêtres étaient aussi dégénérés, et, par suite, avaient tendance à boire. L'alcoolisme serait l'effet et non la cause de la dégénérescence.

Des esprits critiques diront que cette querelle rappelle la contestation pour savoir qui a été le premier de l'œuf ou de la poule. Ce n'est pas tout à fait exact. En effet, selon que la vérité est du côté des classiques, ou du côté de Pearson, nous aurons à attendre de la suppression de l'alcoolisme des effets très différents. Dans la doctrine qui voit dans l'alcoolisme la cause de la dégénérescence, la suppression radicale de l'usage des boissons alcooliques supprimerait la dégénérescence. Si, au contraire, c'est un état dégénératif d'origine ancestrale qui est la cause de l'alcoolisme, l'action sociale aurait une efficacité plus limitée.

A mon avis, d'après les faits cliniques que j'ai pu observer dans les familles que j'ai suivies, les deux éléments jouent un rôle, et le rôle de chacun est différent. 1° Deviennent alcooliques (ou morphinomanes, ou cocaïnomanes, ou fumeurs d'opium, ou fumeurs de haschich, etc., selon les circonstances ambiantes) seulement des individus déjà ancestralement doués de tendances anormales ou vicieuses ; dans la suite des générations, ces tendances d'origine ancestrale persistent dans l'ensemble de la descendance, tout en étant susceptibles ou de s'accentuer, ou de s'atténuer et de disparaître chez un certain nombre de descendants du fait du jeu des apports dus aux conjoints et du jeu des règles de la transmission des particularités telles que nous les avons étudiées à propos des maladies familiales. 2° Cela n'empêche pas que l'acool (et bien d'autres intoxications ou toxi-infections, mais l'intoxication alcoolique est peut-être la plus nocive, la plus gamétotrope, si on me permet ce néologisme)[1], cela n'empêche pas que l'alcool a les effets les plus déplorables sur la progéniture du buveur, mais son action, d'après les faits que j'ai observés, me paraît beaucoup moins avoir pour conséquence de provoquer chez les enfants des troubles cérébraux à l'image de ceux du père (hérédité similaire) que d'entraver le développement individuel de ces enfants. Ce que l'on observe, c'est un développement retardé, ou incomplet, ou insuffisant; c'est un état de chétivisme maladif, des arrêts de croissance et des arrêts du développement général, et cela tant dans le développement physique que dans le développement intellectuel. A ce dernier point de vue, la faiblesse de l'intelligence, du jugement, de la volonté entraînent, s'il survient des troubles mentaux, une allure spéciale de ces troubles; les idées délirantes sont mal charpentées, fugaces, illogiques, contrairement à ce qui se passe dans les grands délires des aliénés à cerveau puissant. C'est donc avec raison que les aliénistes, avec Morel, Magnan et son école, ont groupé dans un cadre spécial les folies des dégénérés. Ce qui, à mon sens, constitue une erreur, c'est cette conception de Morel, adoptée par ses successeurs, que l'état de dégénérescence va se transmettant de génération en génération en s'aggravant fatalement. A mon avis, une seule chose se transmet ainsi dans une partie de la des-

1. On sait qu'on appelle *tropisme* le pouvoir de certaines substances d'attirer les êtres monocellulaires, ou de se fixer électivement sur certaines cellules. Les substances gamétotropes sont celles qui se fixent avec élection sur les gamètes ou éléments sexuels, c'est-à-dire sur les spermatozoïdes et les ovules, ou encore sur les cellules-mères de ces éléments.

cendance ; c'est la tendance d'origine ancestrale à des inclinaisons vicieuses. Mais tout ce qui est arrêt de développement, chétivisme, faiblesse physique et intellectuelle ne retentit pas en général sur les générations ultérieures, à condition bien entendu que l'intoxication ait cessé d'agir. D'après mon observation, il en est de l'action de l'alcool comme de toutes les actions de milieu.

L'étude de quelques phénomènes bien connus en biologie générale permet de saisir comment il faut comprendre cette opposition des influences ancestrales (*nature* des auteurs anglais) et des influences de milieu (*nurture* des mêmes auteurs, pris au sens d'éducation en général). Nous aurons à y revenir après avoir complété l'étude de l'hérédité morbide.

CHAPITRE VI

Hérédité toxique (suite). Hérédité de carence.

Tabagisme. Morphinomanie et intoxications par les stupéfiants.
Saturnisme. Autres intoxications. Hérédité de carence:
béribéri.

A. — Tabagisme.

L'usage de fumer du tabac, quand il reste modéré, ne paraît pas avoir de conséquence funeste sur la postérité. L'usage immodéré semble plus nuisible au sujet lui-même (hypertension artérielle, angine de poitrine) qu'à sa descendance. Cet usage immodéré ne se voit guère du reste que chez des gens tarés d'autre part. L'abus extrême de la pipe et de la chique s'allie le plus souvent à l'alcoolisme; comment faire la part des deux intoxications? La manie de rouler constamment la cigarette, et de la mâcher constamment, se voit surtout chez les névropathes agités, et, s'ils engendrent des agités, c'est, semble-t-il, plus par transmission d'une tare ancestrale que du fait du tabac. Le tabac est puant et sale, il fait du mal au fumeur, mais on ne peut le charger de conséquences mauvaises relativement à la descendance. Il fait à ce point de vue une heureuse exception parmi les autres toxiques du même genre.

Il faut toutefois noter qu'en ce qui concerne les ouvrières de manufactures de tabac on a relevé la fréquence des avortements, la fréquence des accouchements prématurés, la faiblesse de constitution des nouveau-nés, même quand ils arrivent à terme, la grande mortalité des enfants en bas âge. L'innocuité du tabac en ce qui concerne l'hérédité paternelle ne paraît donc pas devoir être étendue à l'hérédité maternelle.

B. — Morphinomanie et intoxications par les stupéfiants.

La morphinomanie intense et prolongée entraîne le plus souvent la stérilité tant chez l'homme que chez la femme. Elle ne tarde du reste pas à entraîner le défaut d'appétence sexuelle et l'impuissance. Si les couples de morphinomanes sont fréquents, c'est qu'ils restent unis plus par la communion en la drogue que par l'amour sexuel. D'après Lutaud les règles deviennent rares et douloureuses chez les morphinomanes. Il y a une véritable régression de la vie sexuelle. Après sevrage de la morphine, les règles redeviennent régulières (6 cas).

On voit cependant quelquefois des morphinomanes devenir enceintes. M. Bar a vu chez une morphinomane trois grossesses successives, les deux premières se terminèrent avant terme par l'expulsion d'enfants morts et macérés, la troisième donna lieu à la naissance à terme d'un enfant qui était très faible et s'éleva très difficilement.

On peut du reste retrouver la morphine dans le sang du cordon ombilical.

Fabbri injecte en deux jours 90 centigrammes de morphine à une lapine pleine ; il n'en résulte aucun dommage pour elle, mais elle met bas des fœtus morts. Il répète l'expérience avec même résultat chez d'autres lapines et chez des chattes.

Pourtant M. Giraud (Th. de Paris, 1915, Morphine et puerpéralité) a réuni six observations de grossesses menées à bien par des morphinomanes. Mais il importe de continuer le toxique tout le temps de la grossesse. Si on le supprime brusquement, la femme est prise de coliques utérines et accouche avant terme. Pendant la période de sevrage, le fœtus proteste contre la privation de morphine par une grande agitation perceptible à la main à travers la paroi abdominale maternelle. Les enfants naissent souvent endormis ou étonnés ; il faut parfois leur faire quelque temps la respiration artificielle. Mais au bout de quelques heures, comme ils ne reçoivent plus de morphine par l'intermédiaire du sang maternel, ils présentent des phénomènes de sevrage brusque, s'agitent et crient désespérément ; ils ne recouvrent le calme qu'une soixantaine d'heures après la naissance.

La cocaïnomanie, qui se répandait si calamiteusement quand la tutélaire loi de 1916 est venue y mettre obstacle, est moins étudiée au point de vue de ses rapports avec la grossesse. Je n'ai pu trouver de documents sur ce sujet. Je possède un document personnel sur la cocaïnomanie paternelle. Un jeune homme qui depuis de longues années prisait des doses énormes de cocaïne, et avait du être enfermé à plusieurs reprises pour délire cocaïnique, fut marié à une jeune fille robuste et saine, qui devint enceinte presque aussitôt. L'enfant naquît cependant robuste et bien constitué. Il est vrai que la période des fiançailles avait été pour le jeune homme un temps de sevrage relatif : il était très surveillé par ses proches, qui tenaient à le marier !

La tendance à s'intoxiquer indique une hérédité nerveuse chargée. Parfois elle est même héritée en nature. Le cocaïnomane dont je viens de parler était fils d'une morphinomane. Il avait une sœur qui usait également de toxiques, mais avait l'intelligence de varier souvent ses plaisirs et de ne pas tomber dans les doses excessives. Celle-ci eut elle-même quatre enfants qui tous présentèrent des manifestations nerveuses (tics, chorée, convulsions, incontinence nocturne d'urine).

M. Marfan a rapporté l'histoire démonstrative d'un homme qui s'était mis à priser plus de trois grammes de chlorhydrate de cocaïne par jour. Il avait eu, de sa femme, qui était de santé parfaite, tout d'abord une fille intelligente et bien portante née antérieurement au début de l'intoxication ; ensuite une fillette intelligente, mais pâle et chétive, conçue deux mois après le début de l'intoxication ; puis un idiot complet, conçu en plein cocaïnisme ; enfin un idiot microcéphale (*Revue des maladies de l'enfance, 1901*).

C. — Saturnisme.

L'intoxication par le plomb ou *saturnisme* est surtout fréquente chez les ouvriers de fabriques de minium (rouge de plomb) et de blanc de céruse, chez ceux qui extraient ou qui traitent les minerais de plomb, et plus rarement chez les peintres en bâtiment, les ferblantiers, les compositeurs et les clicheurs d'imprimerie qui manient les caractères et les clichés en plomb, les plombiers, etc. Actuellement en France ces professions insalubres n'emploient plus que des hommes, mais en Angleterre les femmes sont encore exposées à l'intoxication professionnelle saturnine et Legge (*Journal of Hygiène*, 1902) a pu réunir la statistique suivante qui montre à quels désastres l'intoxication saturnine de la mère expose la progéniture.

Sur 77 ouvrières mariées, 17 avaient été stériles (22 p. 100 au lieu de 15 p. 100, proportion normale), 60 avaient eu 212 grossesses (78 p. 100). Les 212 grossesses avaient donné 90 avortements (42,5 p. 100), 10 naissances prématurées (10 p. 100), 61 enfants morts dans la première année (28,8 p. 100) et seulement 40 enfants ayant vécu plus d'un an (18,7 p. 100).

L'intoxication saturnine du père n'est du reste pas moins nuisible que celle de la mère. Constantin Paul a pu réunir, en 1860, d'une part 70 cas de grossesses chez des femmes intoxiquées par le plomb avec 54 avortements ou accouchements prématurés (77 p. 100), 7 mort-nés (10 p. 100), 2 morts dans la première année par faiblesse congénitale (3 p. 100) et 7 enfants paraissant normaux (10 p. 100), et, d'autre part, 141 grossesses chez des femmes dont le mari était intoxiqué, ayant abouti à 86 avortements et naissances prématurées (61 p. 100), 5 morts-nés (3,5 p. 100), 45 enfants nés en état de faiblesse congénitale dont 20 morts dans leur première année (14,2 p. 100) et 15 dans la seconde ou la troisième année (10,6 p. 100), et seulement 25 enfants paraissant normaux (67,8 p. 100). L'intoxication paternelle est moins nuisible que l'intoxication maternelle, mais elle est néanmoins terrible. Oui a rapporté une observation caractéristique : une femme, après avoir eu trois enfants robustes, a eu de la quatrième à la onzième grossesse une série d'enfants morts *in utero* et macérés. Cette mortalité étant inexplicable par la syphilis dont la mère, ni les œufs ne portaient aucune trace, on fit des recherches du côté du père. Ce dernier était devenu clicheur d'imprimerie entre la conception du troisième et du quatrième enfant, et c'est depuis lors que sa femme ne pouvait mener une grossesse à bien. Il avait eu du reste à plusieurs reprises des coliques de plomb. Roques (*Th. de Paris*, 1873) et Bourneville (*Progrès médical*, 1901, p. 164) ont noté fréquemment, chez les idiots internés à Bicêtre et à la Salpêtrière, l'influence du saturnisme du père, très souvent il est vrai allié à l'alcoolisme.

Oliver a raconté que dans un district industriel de l'Angleterre, certaines femmes, à la suite des discussions sur les méfaits du travail du blanc de céruse et sur les avortements qui en résultaient chez les ouvrières, s'étaient mises à employer comme moyen abortif des pilules de diachylon à base de sels de plomb, si bien qu'on n'avait jamais observé autant de coliques saturnines et de paralysies saturnines chez les femmes que depuis que le travail du plomb leur avait été interdit. Le corps médical de la région fut obligé de réclamer que la formule du diachylon fût modifiée, de manière à ce qu'il fût exempt de sels de plomb.

M. Porak expérimentant sur des chiennes pleines intoxiquées par le carbonate de plomb a vu qu'on retrouvait du plomb dans les organes du fœtus ; les centres nerveux, le foie, et la peau contiennent du plomb en proportion à peu près égale ; chez la mère au contraire, et chez l'adulte en général, le plomb se localise surtout dans le foie.

D. — Autres intoxications.

Nous avons passé en revue les intoxications chroniques les plus fréquentes et les plus susceptibles d'agir sur la progéniture. Mais beaucoup d'autres substances sont susceptibles de modifier, soit l'embryon (c'est alors l'intoxication maternelle seule qui est en cause), soit l'un ou l'autre gamète (l'intoxication paternelle est alors, elle aussi, nuisible pour les enfants).

Un très grand nombre de substances passent de l'organisme maternel dans le sang de l'embryon où on peut les déceler en recueillant ce sang lors de la section du cordon ombilical au moment de la naissance. D'autres s'accumulent dans les organes, foie, rate et cerveau surtout, et peuvent être retrouvés par l'analyse chez les mort-nés.

Tous les sels solubles traversent plus ou moins facilement le placenta, en particulier les chlorures, bromures et iodures alcalins, les chlorates, phosphates, et salicylates de soude et de potasse, les sels d'arsenic, de plomb et de cuivre. Au contraire les sels de mercure sont en grande partie retenus et s'accumulent dans le placenta (Porak) ; les sels de fer ne passent pas en nature ; il faut qu'ils soient d'abord transformés par l'organisme maternel ; seuls les composés ferrugineux de la série de l'hémoglobine passent de la mère au fœtus et aident à la formation des globules sanguins fœtaux.

L'éther et le chloroforme traversent le placenta de même façon que l'alcool. Toutefois l'éthéromanie maternelle a sur la progéniture des effets moins néfastes que l'alcool.

Parmi les matières colorantes, la garance passe à travers le placenta, et, comme on le sait depuis les expériences de Flourens, elle se localise dans le fœtus sur la substance osseuse en cours de formation ; le bleu de méthylène passe de la mère au fœtus ; l'acide chrysophanique ne passe pas.

Les alcaloïdes traversent le placenta ce qui explique les effets fâcheux sur la progéniture de la morphinomanie, de la cocaïnomanie, de l'héroïnomanie.

Parmi les substances albuminoïdes, de grandes différences s'observent : tandis que les peptones sont retenues, la plupart des matières albuminoïdes passent à travers le placenta, ainsi que la généralité des ferments solubles ; on sait en particulier que le fœtus est soumis à l'action des toxines, antitoxines, lysines, agglutinines qui existent dans le sang de la mère. Ainsi, quand une typhique enceinte accouche en cours de maladie, on peut vérifier que le sang de l'enfant agglutine le bacille typhique presque à l'égal du sang de la mère.

Le passage des immunisines est prouvé par ce fait que l'enfant d'une femme vaccinée au cours de la grossesse reste quelques mois, quelquefois quelques années, réfractaire à la vaccine. De la même manière s'explique le fait que Lucain rapporte dans la Pharsale (si on admet toutefois qu'il n'est pas du domaine des fables). Les Psylles, mithridatisés contre le venin des aspics abondants dans leur pays, avaient coutume d'introduire de jeunes aspics dans le berceau de leurs enfants nouveau-nés et ceux-ci résistaient le plus habituellement aux morsures. Quand il n'en était pas ainsi la mère était réputée s'être livrée à un étranger, et ils la suppliciaient.

Le passage des substances produisant l'*anaphylaxie* ou *toxogénines*, a été étudié par M. Belin qui a sensibilisé des cobayes femelles pendant la gestation en leur injectant sous la peau du sérum animal. Il a vu que les petits de ces femelles sont encore, à l'âge deux mois, hypersensibles à l'injection sous-dure-mérienne de sérum. Le phénomène se produit même quand la sensibilisation des mères a précédé la gestation. Il n'est pas spécifique en ce sens qu'il se produit encore quand le sérum injecté aux petits provient d'une autre espèce (bœuf) que celui injecté à la mère (âne), mais dans ce cas, la réaction est atténuée.

Le passage de la mère à l'enfant des substances toxiques que les maladies infectieuses de la mère versent dans le sang de celle-ci sont pour une part dans l'action néfaste des maladies infectueuses sur les rejetons. Mais la plus grande part revient au passage des microbes eux-mêmes. Ceci n'est plus l'hérédité toxique, mais l'hérédité infectieuse proprement dite dont nous allons aborder l'étude dans le chapitre suivant. L'étude de l'hérédité de l'immunité aux maladies infectieuses viendra ensuite.

Avant de clore celui-ci, nous devons parler de l'hérédité d'une curieuse maladie, le béribéri, qui, après avoir été considérée tantôt comme une maladie toxique, tantôt comme une maladie infectieuse, est devenue le type d'un groupe morbide spécial, celui des maladies par carence. L'étude de leur hérédité mérite un paragraphe spécial.

Hérédité de carence. Béribéri.

Le béribéri est une maladie qui s'observe surtout dans les milieux misérables d'Extrême-Orient, en Malaisie, aux Philippines, en Indochine, au Japon; mais on a pu en observer aussi des cas isolés ou de petites épidémies dans d'autres régions du globe, en particulier sur de petits groupes d'individus soumis à une mauvaise hygiène et à un mauvais régime, sur des prisonniers par exemple.

Le sujet atteint de béribéri présente d'abord des troubles des extrémités qui deviennent insensibles, se cyanosent facilement, se tuméfient par un œdème dur, résistant. Puis s'ajoute une faiblesse extrême, des palpitations au moindre effort, de la difficulté de la respiration, des signes de dilatation du cœur, des nausées, des vomissements, des syncopes. Ces symptômes sont liés à l'existence de lésions de dégénérescence des nerfs spécialement localisées sur les nerfs des extrémités et sur le nerf pneumogastrique, ce nerf si important qui innerve à la fois le cœur, les poumons, le tube digestif. Quand elles s'accentuent, elles entraînent la mort par affaiblissement progressif du cœur et des muscles respiratoires.

De tout temps on a remarqué que le béribéri frappait surtout les populations exotiques misérables dont la nourriture presque exclusive est le riz, et on attribuait la maladie, soit à une intoxication chronique par des riz avariés, soit à une infection dont le microorganisme existerait dans ces riz altérés. Dans l'une ou l'autre hypothèse on comprenait facilement l'hérédité de la maladie, par transmission placentaire soit du toxique, soit du virus.

Il est en effet de règle que les enfants nés d'une mère atteinte de béribéri soient eux-mêmes béribériques. Cette règle ne souffre pas d'exception quand la mère allaite son enfant, ce qui est à peu près constant dans les populations indigènes atteintes. Mais on remarqua avec surprise que les enfants de mère même gravement atteinte échappaient au mal quand ils étaient nourris par une femme saine, ou même quand ils étaient alimentés au lait de vache. Bien mieux, les nourrissons déjà atteints guérissaient rapidement quand ils recevaient une alimentation autre que le lait maternel.

Cette découverte était importante pour les régions gravement atteintes. A Manille le béribéri a longtemps décimé, et bien plus que décimé, les jeunes enfants. Tandis que partout ailleurs la mortalité des enfants nourris au sein varie de 12 à 15 p. 100, elle était à Manille, du fait du béribéri, de 95 p. 100. On a donc vu à Manille ce fait paradoxal : l'introduction de l'alimentation du biberon être favorisée par les médecins et être suivie d'un abaissement de la mortalité des nourrissons.

Cette singulière influence de l'allaitement s'expliquait mal avec les théories toxiques ou infectieuses. Il fallait supposer que le poison ou le virus du béribéri se transmettait par le lait plus que par le placenta, ce qui aurait constitué une exception unique. Il fallait admettre que le virus cessait d'être nocif dès que l'allaitement maternel était suspendu. Aujourd'hui la pathogénie du béribéri est élucidée et les particularités de son hérédité ont été du même coup expliquées.

Les observations et les expériences poursuivies au laboratoire du service de santé colonial de Saïgon, et particulièrement celles du pharmacien-major Bréaudat, ont montré que le béribéri n'apparaît pas quand le riz distribué aux prisonniers est le riz rouge, décortiqué par des méthodes imparfaites, qui laissent en place la plus grande partie de la cuticule rouge du riz. Il ne survient que quand les hommes sont nourris presque exclusivement de riz blanc, poli mécaniquement par les méthodes industrielles européennes, et ne reçoivent pas en outre d'aliments frais, mais seulement le poisson salé en usage dans ces régions. Si au riz blanc, on a soin d'ajouter des boulettes de son de riz, contenant les produits de la décortication, la maladie n'apparaît pas, et ces mêmes boulettes sont un remède efficace contre le béribéri confirmé.

Expérimentalement on peut reproduire chez des poules et des pigeons nourris exclusivement de riz décortiqué une névrite expérimentale analogue au béribéri (Eijkmann, Weil et Mouriquand); on guérit les animaux malades si on ajoute à leur nourriture du riz non décortiqué, ou simplement des résidus de polissage du riz.

En recherchant, par des analyses fractionnées

successives, quelle est, dans le son de riz, la substance curatrice, Funk (de Londres) a isolé une substance, qui, à la dose de quelques milligrammes, suffit à faire disparaître rapidement la maladie chez les pigeons atteints de névrite expérimentale. Il l'a appelée *Vitamine*. Elle est cristallisable et a pour formule chimique $CO = (Az\ H)^2 = C^{16}\ H^{18}\ O^6$.

C'est l'absence de *vitamine* dans l'alimentation qui cause le béribéri de l'adulte. Si l'enfant nourri par une femme béribérique est lui aussi atteint de béribéri, c'est que, chez la femme saine, la vitamine passe dans le lait. Chez la femme béribérique, cette substance nécessaire à la santé fait défaut; son lait n'en contient pas; son nourrisson devient béribérique.

On voit que l'hérédité du béribéri a un mécanisme tout spécial, ou pour mieux dire, l'hérédité n'est qu'apparente; chez l'enfant comme chez la mère, la maladie a sa cause dans une déficience alimentaire partielle.

On a donné aux maladies de ce genre le nom de *maladies par carence* (Weil et Mouriquand). Le scorbut, certains troubles de nutrition et de croissance relèvent de même d'une déficience alimentaire partielle causée par une nourriture exclusive, ou par l'absence d'aliments frais, et par l'usage exclusif d'aliments de conserve, ou d'aliments stérilisés à haute température. Leur transmission de la mère à l'enfant relève d'un mécanisme spécial; leur hérédité n'est qu'apparente.

CHAPITRE VII

Hérédité infectieuse. — Infections aiguës.

Influence des infections aiguës de la mère sur l'enfant pendant
la grossesse. Mécanisme de l'hérédité des maladies infectieuses ; hérédotransmission du microbe lui-même ; hérédotransmission des toxines. Conséquences de l'hérédité infectieuse ; hérédodystrophies ; immunité héréditaire. Influence
des maladies infectieuses maternelles ou paternelles antérieures à la conception.

**Mécanisme de l'hérédotransmission des maladies infec-
tieuses. Transmission du microbe lui-même ; transmission des toxines ; hérédodystrophies.**

L'*intoxication* joue un grand rôle en pathologie ;
mais l'*infection* a un rôle plus important encore. La
plupart des maladies aiguës sont *infectieuses* ; c'est-
à-dire dues à l'invasion de l'organisme par des êtres
microscopiques, qui s'y multiplient avec une très
grande rapidité et en progression géométrique ; on
connaît ces petits êtres depuis Pasteur ; on les
appelle les *microbes* ; ils appartiennent à de nombreuses espèces différentes. La plupart sont des
végétaux, des champignons, très dégradés par le
parasitisme ; quelques-uns sont des animaux microscopiques adaptés à la vie parasitaire, ce dernier

cas est celui des microbes du paludisme et de
la syphilis; végétaux ou animaux, les microbes
nuisent à l'organisme d'abord par leur présence
même, qui provoque au point où ils pullulent des
réactions inflammatoires, ensuite et surtout parce
que leur activité vitale se traduit par l'élaboration de substances nuisibles à l'organisme; de
même qu'il y a des champignons comestibles et des
champignons terriblement vénéneux, de même certains microbes ne fabriquent que des substances
indifférentes ou peut-être même utiles à l'organisme
qui les héberge; c'est le cas des microbes qui
habitent normalement notre tube digestif; et certains autres, au contraire, fabriquent et déversent
dans l'organisme des poisons redoutables; parmi les
plus terribles, il faut citer la toxine diphtérique et
la toxine tétanique qui, purifiées, tuent à une dose
très minime de quelques dixièmes de milligramme.

L'organisme infecté par la multiplication des microbes et intoxiqué par leurs toxines réagit contre
l'infection et l'intoxication. Un des modes le plus
important de réaction contre l'infection est la pha-
gocytose, c'est-à-dire la propriété qu'ont certaines
cellules de l'organisme de s'incorporer les éléments
étrangers, de les englober, de les digérer; les cellules fixes de l'organisme, en particulier les cellules
du tissu conjonctif et les cellules de l'endothélium
des vaisseaux ont cette puissance; mais elle est surtout développée dans les globules blancs du sang.
Ceux-ci, quittant les capillaires, s'accumulent autour
des points envahis par l'infection, et contribuent,
avec les cellules fixes, modifiées et multipliées, à
former, au niveau des points atteints, des lésions qui

sont différentes selon le microbe envahisseur, et aussi selon l'état de l'organisme qui réagit ; tuméfactions inflammatoires, abcès, fistules quand il s'agit de microbes pyogènes, granulations quand il s'agit de tuberculose ou de lèpre, plaques et gommes quand il s'agit de syphilis, etc.

La réaction contre l'intoxication se manifeste d'autre part par l'apparition dans le milieu intérieur, dans le sérum sanguin, de substances solubles diverses ; quelques-unes agissent sur les microbes en les altérant de telle sorte qu'ils s'agglutinent entre eux (*agglutinines*), ou se dissolvent (*lysines*); d'autres sécrétions agissent en neutralisant les toxines (*antitoxines*). Quand on injecte à des animaux à doses croissantes, mais non mortelles, de la toxine diphtérique, il se produit dans leur sérum sanguin de l'antitoxine diphtérique, et le sérum des animaux ainsi traités, injecté aux enfants atteints de diphtérie, les met à l'abri de l'intoxication imminente. Tel est le principe de la *sérothérapie* qui permet de conserver à leur mère tant d'enfants qu'emportaient autrefois le croup (laryngite diphtérique) et l'angine couenneuse (angine diphtérique). On a fabriqué de même des sérums antitétanique, antiméningococcique, antidysentérique, etc.

Par la présence des microbes, par l'intoxication due aux toxines, par les modifications des tissus et des humeurs résultant des réactions contre l'infection et contre l'intoxication, les organismes humains infectés sont profondément modifiés ; ces modifications sont plus ou moins persistantes pendant la convalescence ou même après le retour complet à la santé. Quelle influence ces modifications ont-elles sur les enfants qui naissent de parents subissant, ou venant de subir, une infection? c'est ce que nous devons étudier à présent.

Les modifications sont très différentes selon la nature de l'infection en cause. Le mode de réaction sur la progéniture sera également très différent. Les infections chroniques telles que la syphilis, la tuberculose, la lèpre, le paludisme, ont sur la progéniture une action autre et beaucoup plus profonde que celle des infections aiguës. Nous devrons donc consacrer des chapitres particuliers à l'hérédité de la syphilis, de la tuberculose, du paludisme, de la lèpre, infections qui prêtent à des remarques spéciales et importantes. Mais auparavant nous devons étudier le cas plus simple des infections en général; les infections aiguës peuvent servir de type pour décrire le mécanisme d'action sur la progéniture des infections en général; nous aurons ensuite, pour chacune des infections chroniques, à ajouter les particularités spéciales à chacune d'entre elles.

**1° L'infection aiguë atteint la mère
au cours de la grossesse.**

Deux éventualités sont possibles dans ce cas. *A* Le microbe qui infecte la mère passe de la mère à l'enfant et l'enfant est atteint, par hérédo-transmission microbienne, de la même maladie que la mère; *B* Le microbe reste confiné à l'organisme maternel, le fœtus ne souffre de la maladie maternelle qu'indirectement, mais, par hérédo-transmission de produits solubles, il peut ressentir l'effet de la maladie maternelle.

A. — *Transmission du microbe lui-même.*

La première éventualité n'est possible que dans les infections généralisées, c'est-à-dire dans les infections dont le microbe envahit tout l'organisme, le plus souvent par l'intermédiaire de la circulation sanguine. Le sang chargé de microbes en dépose dans tous les organes maternels, et en particulier dans la partie maternelle du placenta, organe par lequel le fœtus prend contact avec la mère. Le placenta est un organe charnu, dépendance du fœtus auquel il est rattaché par le cordon ombilical et par les artères et la veine qui parcourent ce cordon. Il s'insère sur la face interne de la matrice. La muqueuse qui tapisse cette face interne s'épaissit, se vascularise, ses vaisseaux se dilatent en formant des lacs sanguins. Les vaisseaux du fœtus envoient dans ces lacs des prolongements capillaires, sortes de racines par lesquelles le fœtus puise dans le sang maternel les substances nécessaires à sa croissance, et l'oxygène nécessaire à sa vie. Une double paroi membraneuse très mince est la seule séparation entre le sang maternel et le sang fœtal; aussi les échanges de gaz et de substances solubles sont très faciles entre les deux liquides. Ils tendent constamment à identifier leur composition chimique.

Quant aux particules solides, telles que les microbes, leur passage ne se fait que dans certaines conditions. On a vérifié expérimentalement que les poudres très fines, à condition qu'elles ne soient pas caustiques et n'irritent pas les parois capillaires, ne traversent pas le placenta. De même, les microbes non pathogènes, bacille lactique, levure de bière, etc., ne traversent pas le placenta, parce qu'ils n'en lèsent pas les tissus. Mais pour peu qu'un microbe ait acquis de la virulence, il est susceptible de produire dans le placenta des altérations analogues à celles qu'il produit dans les autres organes, et alors, soit par le fait de globules blancs migrateurs transportant les microbes, soit par le fait de lésions de tissus amenant des effractions des parois capillaires, le passage des microbes dans la partie fœtale du placenta est réalisé, et de là ils se répandent dans tout l'organisme fœtal.

Ainsi on s'explique que l'invasion microbienne du fœtus ne se réalise que dans certaines conditions ; la recherche des microbes dans les tissus et le sang de fœtus expulsés au cours de maladies aigües est parfois positive, parfois négative, au cours de nombreuses maladies (fièvre typhoïde, pneumonie, fièvre puerpérale, choléra, fièvre récurrente). Le passage ne se réalise guère que dans les formes très virulentes et dans les formes prolongées de ces maladies. Dans ces cas, on a pu observer chez le fœtus des maladies dont l'origine maternelle est évidente : méningites à pneumocoques, péritonites à pneumocoques ou à streptocoques, etc. Dans la rage, la transmission au fœtus est la règle.

Dans les formes atténuées, le fœtus peut également souffrir, mourir même, et être expulsé. Mais la recherche des microbes reste néanmoins négative. Un autre mécanisme est intervenu qu'il nous reste à étudier.

B. — *Le microbe ne passe pas à travers le placenta, mais seulement les produits solubles.*

Ce second mode est le seul qui puisse être réalisé dans les infections locales, telles que la diphtérie et le tétanos. Dans ces maladies les microbes n'envahissent pas l'organisme. Ils végètent sur place, dans les membranes qui tapissent la gorge et la trachée pour le bacille diphtérique, dans les plaies infectées s'il s'agit du microbe tétanique. Mais ils fabriquent des poisons violents, toxine diphtérique et toxine tétanique, qui empoisonnent le malade.

Dans ces cas, ainsi que dans les infections généralisées sans effraction du placenta, ce sont seulement les produits solubles morbides qui passent de la mère au fœtus. Ces produits ne sont pas seulement les *toxines*, mais aussi les *lysines*, les *agglutinines*, les *immunisines* ; on a pu en effet constater dans le sérum des fœtus recueilli peu après la naissance lors de la section du cordon ombilical les propriétés témoignant de la présence de ces substances solubles.

Mon collègue et ami Nattan-Larrier, dans sa thèse sur *Les Premiers stades de l'hérédité maternelle* (Paris 1901), relate un certain nombre d'observations et d'expériences relatives à l'action sur le fœtus des infections maternelles, quand le microbe limite son expansion à l'organisme maternel. Il a examiné microscopiquement les organes fœtaux, et y a constaté des modifications qu'on peut résumer de la façon suivante :

Sous l'influence des infections maternelles, alors

même qu'aucun microbe ne peut être trouvé dans le sang fœtal, le foie et la rate du fœtus peuvent entrer en réaction; le foie, organe qui est le premier touché (puisque, par la veine ombilicale, le sang au retour du placenta s'y capillarise tout d'abord), est aussi l'organe qui réagit le plus nettement; mais il peut exister une réaction intense des autres organes hématopoiétiques, et surtout de la rate, alors que le tissu du foie semble rester inerte : les réactions semblent variables suivant la toxine et la durée de son action.

Chez le nouveau-né expulsé par une mère atteinte de maladie infectieuse, mais non infecté lui-même, les cellules du foie perdent une partie du glycogène qui les infiltre à l'état normal, et sont au contraire surchargées de graisse; cet état du foie trouble les fonctions de nutrition et de calorification de l'organe, et explique la débilité persistante, l'impuissance à augmenter de poids, l'hypothermie, et la mort fréquente des nouveau-nés dont la mère a été atteinte, peu avant la naissance, d'une toxi-infection aiguë.

En somme, soit par le mécanisme d'une infection fœtale résultant du passage des microbes à travers le placenta, soit uniquement par le mécanisme d'une intoxication fœtale résultant du passage à travers le placenta des produits solubles morbides, on s'explique que les rejetons de mères atteintes au cours de la grossesse puissent présenter des troubles divers. Cliniquement, on en observe de multiples.

C. — Troubles morbides infantiles attribuables à des maladies infectieuses aiguës maternelles ayant atteint la mère au cours de la grossesse.

Dans beaucoup de cas, une maladie infectieuse aiguë frappant la mère au cours de la grossesse, interrompt celle-ci, soit en tuant le fœtus, soit en provoquant des contractions utérines ou des lésions et du décollement du placenta. Dans ce dernier cas, si la grossesse approche de son terme, l'enfant a pu naître vivant, et parfois survivre. On a noté dans certains cas que l'enfant présentait en naissant la même maladie que sa mère; la science possède ainsi un certain nombre de cas de variole congénitale. Ou bien la maladie est encore chez le fœtus dans sa période d'incubation et se manifeste au bout de quelques jours. Cela a été noté pour la rougeole, la varicelle, et encore pour la variole.

Dans d'autres cas, la grossesse suit son cours; ceci se réalise surtout quand la maladie aiguë se produit du 4e au 7e mois, et quand elle n'affecte pas une allure trop grave. Parfois au cours de la maladie, il y a menace de fausse couche, se manifestant par des contractions utérines, ou par des pertes de sang témoignant d'un début de décollement du placenta, puis tout rentre dans l'ordre. Parfois, on peut constater que l'enfant souffre de la maladie de la mère, soit qu'on perçoive à l'auscultation un affaiblissement des bruits du cœur fœtal, soit que les mouvements spontanés du fœtus soient exagérés ou au contraire aient disparu plus ou moins longtemps. La grossesse suivant ensuite son cours, l'enfant naît en son temps et parfois avant terme.

Dans bon nombre de cas l'enfant ne se ressent pas apparemment des incidents qui ont troublé **sa** vie fœtale, en ce sens qu'il naît suffisamment volumineux, suffisamment gras, et s'alimente et s'accroît normalement à partir de la naissance. Dans d'autres cas l'enfant naît petit, chétif, a de la peine à effectuer une croissance suffisante, puis après quelques mois difficiles, arrive à croître normalement et s'élève désormais sans incidents.

Dans d'autres cas, soit qu'il s'agisse d'enfants nés à terme, soit plus souvent qu'il s'agisse d'enfants nés avant terme, c'est ultérieurement que se manifestent les conséquences des perturbations subies par l'enfant pendant sa vie intra-utérine. Chez ces sujets, le système nerveux se révèle particulièrement sensible. Ces enfants sont sujets aux convulsions; il suffit d'un accès de fièvre, qui serait sans importance chez d'autres (grippe, amygdalite, début de rougeole, etc.,) pour qu'apparaisse la convulsion; cette disposition aux convulsions dure jusque vers l'âge de 5 ou 6 ans. Elle se manifeste surtout quand l'enfant a d'autre part une hérédité nerveuse. Ces mêmes enfants marchent tard. La vulnérabilité de leur cerveau dans sa zone motrice s'accuse aussi par la fréquence chez eux de la parésie spasmodique des membres inférieurs (syndrome de Little), imputable à de petites hémorragies corticales des zones motrices survenues au moment de la naissance, du fait de la compression du crâne pendant l'accouchement. Il s'en suit une agénésie partielle des faisceaux pyramidaux de la moelle épinière.

Enfin ces enfants sont souvent pendant toute leur enfance atteints de mictions nocturnes involontaires. Ce sont des « pisseurs au lit ». Ils sont d'autre part sujets à l'anémie pendant l'enfance, à la faiblesse générale et ultérieurement ils manquent de vigueur physique et morale; ce sont des faibles, ou des impulsifs et des détraqués.

Dans un certain nombre de cas, on note à la naissance un ou plusieurs reliquats témoignant du trouble subi pendant la vie fœtale. Il faut les distinguer des stigmates de dégénérescence, que nous étudierons ultérieurement et qui se voient surtout sur les sujets à hérédité chargée au point de vue nerveux, ou au point de vue mental. Ceux auxquels nous faisons allusion actuellement sont surtout des malformations partielles, des dystrophies locales qu'on peut parfois mettre en rapport direct avec la maladie maternelle, le moment de formation de l'organe coïncidant avec le moment de la grossesse où l'incident s'est produit.

Certaines fissures congénitales, certaines conformations vicieuses des oreilles, certaines fistules congénitales, certaines malformations du cœur avec ou sans reliquat d'endocardite fœtale peuvent relever de ce mécanisme.

D'autres fois, on peut noter que la maladie de la mère, s'étant propagée aux enveloppes fœtales, a provoqué des altérations des enveloppes se traduisant par des adhérences anormales, des brides amniotiques. Ces adhérences et ces brides amènent certes le plus souvent l'arrêt de développement du fœtus, mais parfois elles restent assez superficielles pour être compatibles avec la persistance du développement fœtal, et l'enfant naît avec des dépressions ou des sillons localisés, dus à des insertions de brides amniotiques, avec des déformations de la tête ou des membres dues à des compressions par un amnios trop étroit, et même avec des amputations congénitales de doigts ou de segments de membres par bride, voire avec des malformations viscérales portant sur des organes profonds, le cœur, le rein, etc.

La pathologie fœtale joue certainement un rôle important dans la genèse des monstruosités. M. Rabaud a trouvé des lésions de méningo-encéphalite remontant aux premiers mois de la vie fœtale chez les monstres connus sous le nom d'anencéphales et de pseudencéphales. On sait d'autre part que cet arrêt de développement du cerveau a pour conséquence l'atrophie des capsules surrénales. Les lésions fœtales atrophiantes du corps thyroïde ont pour résultat le crétinisme congénital. Beaucoup d'autres états tératologiques et beaucoup d'anomalies congénitales sont certainement liés à des troubles morbides ayant évolué pendant la vie fœtale; il y a là un vaste champ d'études qui commence seulement à être cultivé, mais dont les premières récoltes promettent d'abondantes moissons.

Enfin parmi les modifications subies par le fœtus du fait des maladies infectieuses qu'a eues la mère au cours de la grossesse, il faut placer les réactions d'immunité. On sait depuis longtemps que, si la mère a été vaccinée avec succès au cours de la grossesse, il arrive souvent, mais non toujours, que le nouveau-né se montre réfractaire à la vaccine, et cet état réfractaire persiste un temps qui varie de quelques mois à quelques années. Béclère, Chambon, Ménard et Coulomb ont fait à ce sujet une série d'observations et d'expérimentations desquelles il résulte que ni le spermatozoïde, ni l'ovule ne sont capables de transmettre cette immunité, car elle ne s'observe pas quand le père seul est vacciné, ou quand la mère l'est avant le début de la grossesse. La transmission est donc intra-utérine. Elle ne se produit que quand la mère a été au cours de la grossesse vaccinée avec un plein succès (en dehors de cette condition, elle ne s'observe que chez les enfants de femmes ayant été atteintes de variole au cours de la grossesse). On ne constate l'état réfractaire de l'enfant que si, au moment de l'accouchement, le sérum de la mère possède un pouvoir antivirulent contre la lymphe vaccinale; la mère possède alors une immunité complète, c'est-à-dire qu'une tentative de vaccination n'aboutit même pas à la formation d'une petite papule. Cet état n'est acquis qu'au plus tôt quinze jours après la vaccination. Quand la vaccination a eu lieu dans les quinze derniers jours de la grossesse il n'y a donc aucune immunité du nouveau-né; elle doit être antérieure; elle agit surtout dans les mois du milieu de la grossesse. Quand l'enfant est réfractaire, on peut vérifier que son sérum est, comme celui de sa mère, doué d'un pouvoir antivirulent contre la lymphe vaccinale; ce pouvoir est tantôt égal, tantôt inférieur, tantôt même supérieur à celui de la mère. Cette dernière condition paraît aux auteurs démontrer que le pouvoir antivirulent du sang de l'enfant est le résultat d'une réaction des tissus mêmes de l'enfant, et non pas une simple vaccination passive résultant du passage d'une substance antivirulente à travers le placenta.

Des expériences d'Ehrlich, de Vaillard, de Coulomb ont montré des faits semblables pour les infections par la bactéridie charbonneuse et par le vibrion cholérique, ainsi que pour l'immunité consécutive à l'injection des toxines du tétanos et de la diphtérie, et aussi à l'injection de ricine et d'abrine, substances d'origine végétale à action analogue à celle des toxines tétanique et diphtérique; là encore il s'agit d'immunité durable, et non d'immunité passive, analogue à celle due à l'injection du sérum antidiphtérique; cette dernière ne dure, on le sait, que quelques semaines.

Il n'est donc pas nécessaire que le microbe lui-même ait passé au fœtus pour que ce dernier soit doué d'immunité active et durable; il suffit que les toxines l'aient atteint par passage à travers le placenta.

2° L'infection aiguë a atteint la mère avant le début de la grossesse. Elle est terminée quand celle-ci commence.

Dans ce cas l'infection maternelle peut agir sur le fœtus par deux procédés. 1° Par passage au fœtus des substances solubles, qui, pendant une durée plus ou moins longue après la maladie, existent dans le sérum maternel. 2° Par modification subie par l'ovule.

Le premier cas est analogue à celui que nous venons d'exposer dans le paragraphe précédent et il prête aux mêmes considérations. C'est ce procédé qu'on invoque pour expliquer le fait constaté depuis longtemps que les nouveau-nés échappent le plus souvent aux petites maladies d'enfants qui frappent leurs frères et sœurs : rougeole, varicelle, coqueluche. Mais cette immunité est fragile. Déjà au bout de quelques semaines elle a disparu chez l'enfant élevé au lait de vache. Elle persiste au contraire chez l'enfant élevé au sein parce que les substances solubles du sang de la mère ou de la nourrice passent dans le lait. Il faut toutefois savoir que cette immunité est toute relative. Il ne manque pas d'exemples de nouveau-nés, voire de prématurés, même élevés au lait de femme, que les maladies mentionnées ci-dessus ont atteint, bien que leurs mères les aient bien eues dans leur enfance. Il est toutefois incontestable que les nouveau-nés y échappent plus facilement que les enfants plus grands.

Quand à la modification que l'élément sexuel fourni par la mère, l'ovule, aurait pu subir du fait de la maladie maternelle, il est très difficile d'en distinguer les conséquences de celles de la transmission placentaire. Toutefois il est à croire qu'elles sont aussi minimes qu'en ce qui regarde l'élément sexuel mâle. Pour celui-ci on ne connaît pas de fait permettant d'établir, pour les infections aiguës, un apport d'origine paternel. La chose a été beaucoup plus discutée pour les infections chroniques, en particulier pour la tuberculose et surtout pour la syphilis. Nous y reviendrons à propos de l'étude spéciale de ces maladies, mais disons déjà, pour compléter l'étude des infections en général, que la transmission des germes par l'élément sexuel n'est pas établie et est très douteuse, du moins en ce qui concerne les animaux supérieurs[1], et l'influence paternelle agit, non par transmission de l'infection, mais par troubles dystrophiques dus à la souffrance de l'élément sexuel et sans transmission du mal en nature.

1. Il n'en est pas de même pour les invertébrés. Pasteur a en effet établi que les parasites de la *pébrine* du ver à soie, qu'on a reconnus ultérieurement être des sporozoaires, existaient dans les œufs avant même leur fécondation. Depuis on a découvert que les ovules d'un certain nombre d'invertébrés peuvent être de même parasités et transmettre la maladie de génération en génération (*herpetomonas* chez les mouches, *piroplasmes* chez les tiques, *hémogrégarines* chez les sangsues, *spirochètes* de la fièvre récurrente africaine chez l'*Ornithodoros moubata.*)

CHAPITRE VIII

Hérédité infectieuse. — Tuberculose. — Lèpre.

Mécanisme de l'hérédité tuberculeuse. L'hérédité de graine d'origine maternelle est exceptionnelle ; l'hérédité de graine d'origine paternelle est difficilement concevable. La fréquence du bacille tuberculeux chez les enfants de tuberculeux s'explique par les facilités de contagion répétée.
Hérédodystrophie paratuberculeuse.
Lèpre.

Tuberculose.

La tuberculose est une maladie due à l'installation dans l'organisme d'un microbe spécial, le *bacille tuberculeux*. Il se comporte autrement que la plupart des microbes pathogènes. L'attaque de l'organisme par ceux-ci est en général une crise aiguë, d'une durée courte, pendant laquelle l'organisme réagit vivement, et en conséquence de laquelle, ou le malade succombe, ou les microbes sont détruits et éliminés. Le bacille tuberculeux, au contraire, s'installe dans l'organisme, et peut y évoluer longtemps sans que mort s'en suive. Selon l'organe où il évolue, selon la réaction de l'organisme, et selon l'influence des circonstances, la présence du microbe se manifeste par des formes morbides des plus variées. Il a fallu le génie de Laënnec pour découvrir l'unité de la maladie. Villemin l'a confirmée en montrant expérimentalement l'inoculabilité des tubercules. Actuellement, après la découverte du bacille, il a été possible de rapporter à la tuberculose un nombre infini d'états morbides. Outre la tuberculose pulmonaire, qui revêt elle-même des formes cliniques très diverses, nombre de maladies sont dues au bacille tuberculeux : la pleurésie, la méningite sont, dans la majorité des cas, dues à la végétation du bacille tuberculeux dans la plèvre ou les méninges ; la coxalgie, la tumeur blanche du genou, le mal de Pott, les abcès froids, les écrouelles, le lupus, sont des localisations variées de la tuberculose. Il y a des péritonites tuberculeuses, des péricardites tuberculeuses, des adénites tuberculeuses, des salpingites tuberculeuses, des prostatites tuberculeuses. Il n'y a guère d'organe qui ne puisse être atteint par la maladie ; les diverses localisations peuvent ou non s'associer en combinaisons impossibles à cataloguer ; l'évolution est diverse, depuis la granulie généralisée qui tue en quelques semaines à la façon d'une fièvre typhoïde, jusqu'aux tuberculoses fibreuses locales compatibles avec les survies les plus reculées.

Toutes ces manifestations sont de la tuberculose. Toutes sont dues à la présence au point malade du microbe de la tuberculose. Quand on parle d'hérédité de la tuberculose, la question se pose aussi bien pour les enfants du sujet porteur de tuberculoses fibreuses torpides que pour les orphelins dont les parents ont succombé à quelque tuberculose évolutive.

Il est toutefois une forme de tuberculose qu'on a davantage en vue dans une étude sur l'hérédité de la tuberculose. C'est la tuberculose pulmonaire vulgaire, parce qu'elle est la forme la plus fréquente, et parce qu'elle frappe particulièrement les jeunes adultes à l'âge de la reproduction, les jeunes pères et les jeunes mères. Elle débute par une infiltration du sommet d'un des poumons par de petites granulations grises (tubercules gris) dont chacune est centrée de nombreux bacilles tuberculeux; à ce moment la santé générale est peu altérée; on note seulement de la toux, de l'amaigrissement, des troubles digestifs, de la pâleur; c'est la première période. Dans une deuxième période, les tubercules ont grossi, ont conflué, ont formé des masses dont le centre, mal irrigué, s'est ramolli; c'est la deuxième période ou période de ramollissement. La toux, avec expectoration purulente, l'amaigrissement, l'affaiblissement ont progressé. A la dernière période, les lésions ont envahi une grande partie des deux poumons en progressant du sommet vers la base; les parties ramollies se sont étendues, se sont éliminées par les crachats, d'où production de grandes cavités irrégulières ou cavernes; la fièvre à grandes oscillations irrégulières, les sueurs, les crachements de sang, l'émaciation progressive marquent cette période qui aboutit à la mort.

Une telle maladie met souvent plusieurs années à évoluer; elle ne s'oppose pas à la conception. Il est même remarquable que la suractivité des assimilations qui s'observe en cours de grossesse semble enrayer quelque peu les progrès de l'affection, surtout si elle n'est pas trop avancée. Aussi la grossesse aboutit assez souvent à la naissance d'enfants vivants et susceptibles de s'élever. Mais dans les suites de couches la maladie semble vouloir regagner le temps perdu, l'évolution devient souvent galopante, et la jeune mère succombe plus ou moins longtemps après la naissance de l'enfant. Qu'advient-il de l'orphelin? Qu'advient-il des autres enfants nés antérieurement de cette mère tuberculeuse?

En fait, on observe très fréquemment que ces enfants, nés de mère tuberculeuse, deviennent ultérieurement, sous une forme quelconque, tuberculeux. Mais cette constatation mérite d'être analysée. Cette analyse va nous permettre de nous rendre compte de la raison de cette fréquence et de voir si elle est vraiment attribuable à l'hérédité de la tuberculose, et si elle est due, soit à la transmission de la mère à l'enfant du bacille lui-même (hérédité de graine), soit à la transmission d'un état de prédisposition ou de moindre résistance (hérédité de terrain), ou si au contraire elle est attribuable à une autre cause qu'à l'hérédité.

1° HÉRÉDITÉ DE GRAINE

A. — Hérédité maternelle.

On comprend que l'accouchement d'une femme affaiblie par une tuberculose pulmonaire avancée soit souvent long et difficile, et qu'il arrive de temps en temps qu'un enfant né dans ces conditions meure au cours de l'accouchement ou peu après la naissance. Assez souvent, il naît faible, du fait même qu'il tire sa subsistance d'un organisme défaillant ; il s'élève difficilement et il meurt dans les premières semaines. On a donc assez souvent l'occasion de faire l'autopsie de nouveau-nés fils de mères tuberculeuses. Si ces enfants présentent dès leur naissance des manifestations anatomiques de tuberculose, ou si après deux ou trois semaines de vie, ils portent des lésions assez avancées pour avoir exigé un temps plus long pour se former, on pourra conclure que ces enfants ont hébergé dès avant leur naissance le microbe de la tuberculose, et on pourra conclure à l'hérédité de germe de cette maladie.

De telles observations existent en effet. Mais elles constituent une exception. Dans la grande majorité des cas l'enfant naît indemne de toute tuberculose. Dans sa très consciencieuse thèse sur l'*Hérédité parasitaire de la tuberculose pulmonaire* (1898), Kuss réunit seulement vingt cas de lésions tuberculeuses du fœtus ou du nouveau-né. Dans presque toutes ces observations, la mère était atteinte de tuberculose pulmonaire à la troisième période, dans plusieurs elle mourut deux ou trois jours après l'accouchement ; dans quelques-unes elle était seulement atteinte de tuberculose pulmonaire à la deuxième période. Dans un cas enfin, la mère était atteinte de tuberculose caséeuse des ovaires et des trompes et le placenta était farci de tubercules. Quant à la localisation chez l'enfant, elle était très variable. Il s'agit le plus souvent de noyaux caséeux, soit dans les ganglions mésentériques, soit dans le parenchyme pulmonaire, soit dans les capsules surrénales, soit encore de tuberculose d'un os ou d'une articulation; parfois il s'agit de granulations tuberculeuses discrètes disséminées dans le foie, la rate, les poumons. La localisation fréquente ou prédominante aux ganglions abdominaux ou au foie s'explique par la voie d'invasion du bacille, qui arrive par les veines ombilicales. Bar et Rénon ont du reste pu mettre en évidence le bacille dans le sang ombilical.

Ces constatations permettent de conclure que, dans les cas de tuberculose intra-utérine il s'agit de contagion par contiguïté, d'hérédo-transmission embryonnaire ou fœtale. L'œuf, primitivement indemne, est ultérieurement infecté. Dans un certain nombre de cas, des lésions tuberculeuses peuvent être décelées dans le placenta. Dans d'autres, il n'en existe pas, et le bacille porté dans le placenta par le sang maternel, semble avoir traversé les villosités du placenta fœtal sans s'y être fixé ou du moins sans y avoir suscité de lésions. On sait que les faits démontrent que les bacilles peuvent ainsi traverser certains tissus, la muqueuse intestinale en particulier. La tuberculose fœtale peut être précoce. Dans le cas de Dufour et Thiers, un fœtus de trois mois, trouvé dans l'utérus d'une fille morte de tuberculose pulmonaire terminée par tuberculose généralisée granulique et méningite tuberculeuse, contenait dans son péritoine un épanchement de sérosité qui, inoculé au cobaye, tuberculisa l'animal.

En somme, la tuberculose congénitale héréditaire, par transmission directe à l'enfant du germe tuberculeux existant dans l'organisme maternel peut s'observer, mais elle constitue une rarissime exception. On peut dire que presque toujours les enfants nés de mères tuberculeuses, même en période très avancée, naissent indemnes de toute lésion tuberculeuse.

Ces constatations ne suffisent pas toutefois pour montrer que l'hérédité de graine est si exceptionnelle qu'elle est négligeable. On s'est demandé si l'enfant, bien qu'indemne de lésion tuberculeuse constituée, ne porte pas cependant en lui des bacilles restant silencieux, mais susceptibles ultérieurement d'évoluer et de provoquer des lésions tuberculeuses. On sait que le cobaye est un animal très sensible à la tuberculose, et qu'en inoculant à un cobaye un fragment de tissu contenant des bacilles même en tout petit nombre, un ulcère tuberculeux se développe au point d'inoculation et se généralise ultérieurement. Si donc on inocule à des cobayes des fragments de tissus prélevés sur des enfants mort-nés issus de mère profondément atteinte par la tuberculose, tissus paraissant à l'œil nu indemnes, on pourra déceler la présence latente de bacilles tuberculeux. En effet, on arrive parfois à découvrir ainsi le bacille. Mais ces faits sont rares. Kuss cite dans sa thèse onze cas positifs. En faisant des études analogues sur des animaux atteints de tuberculose spontanée (vaches) ou expérimentale (lapin, cobaye), on obtient des réponses analogues : le bacille tuberculeux passe parfois de la mère malade au fœtus qu'elle porte dans son sein, mais ces faits constituent des exceptions. Leur rareté contraste avec la fréquence avec laquelle la tuberculose est observée, non seulement chez les enfants de tuberculeux, mais même dans l'ensemble de la population ; il faut bien admettre que, dans la très grande majorité des cas, c'est après la naissance que débute l'infection par le bacille tuberculeux.

B. — Hérédité paternelle.

Dans les cas très exceptionnels de tuberculose congénitale, l'infection s'explique, nous venons de le voir, par la contagion *in utero* au cours de la vie fœtale. La maladie n'est pas d'origine ovulaire. A plus forte raison, l'élément sexuel mâle, le spermatozoïde, ne peut véhiculer la maladie. On observe, il est vrai parfois, la localisation de la tuberculose sur les testicules, ou leurs voies d'excrétion (épididymes, canaux déférents, prostate), mais dans ces cas l'infécondité est la règle. Les liquides sécrétés par une prostate tuberculeuse peuvent contenir le bacille, et par suite être contaminants; certaines métrites et salpingites tuberculeuses peuvent peut-être relever de ce mécanisme. Ce sont en tout cas des faits rares, très rares eu égard à la fréquence des contaminations entre mari et femme par la voie habituelle, la voie pulmonaire. En tout cas de tels faits ne constitueraient qu'une hérédité paternelle indirecte. L'hérédité paternelle de graine n'existe pas en ce qui concerne la tuberculose.

2° HÉRÉDITÉ DE TERRAIN

La grande fréquence de manifestations tuberculeuses chez les enfants de parents atteints de tuberculose pulmonaire ne peut pas s'expliquer par une hérédité de graine, qui est très rare venant de la mère, qui est plus inexplicable encore venant du père. Cette fréquence doit peut-être alors s'expliquer par l'hérédité d'une prédisposition à la tuberculose, ou, comme on dit, par une hérédité de terrain. Nous allons voir, en continuant l'analyse des faits, ce qu'il faut en penser.

Les notions récemment acquises sur le mode de début de la tuberculose dans l'organisme, grâce surtout aux études faites sur le vivant à l'aide des rayons X (Rist, Kuss, Ribadeau-Dumas, Maingot), aboutissent toutes à constater que, dans la très grande majorité des cas de tuberculose, y compris celles qui paraissent débuter à l'âge adulte, ou même à un âge avancé, la première invasion subie par l'organisme remonte à l'enfance. Entre l'âge de six mois et celui de 5 ou 6 ans, presque tous les humains, surtout dans les villes, inhalent le bacille de la tuberculose, et un premier foyer tuberculeux se développe; il est situé en général dans l'épaisseur du lobe inférieur du poumon droit. Il guérit rapidement dans la majorité des cas, mais les ganglions correspondants du hile du poumon restent longtemps volumineux et renferment le bacille. De deux choses, l'une alors : ou l'organisme se vaccine peu à peu contre le bacille, guérit définitivement et est plus ou moins complètement immunisé contre des invasions nouvelles, ou bien il subit de nouvelles poussées, soit ganglionnaires, ou plus rarement osseuses, qui sont susceptibles de guérir, ou pulmonaires qui souvent évoluent à partir de la puberté sous la forme si désespérément fréquente de la tuberculose pulmonaire évolutive avec les trois périodes que nous avons rappelées plus haut (conglomération des tubercules, ramollissement, cavernes).

Ces mêmes études sont d'accord sur ce point que cette atteinte de tuberculose dans l'enfance est le résultat d'une contamination par inhalation. Elle résulte d'une contagion extérieure.

Mon maître Grancher enseignait déjà vers 1885 que la tuberculose n'est pas héréditaire, mais seulement contagieuse; si la maladie frappe souvent de nombreux membres d'une même famille, et de nombreux enfants d'un même ménage, c'est parce que le premier membre atteint de la famille contamine les autres. Si ceux-ci s'éloignaient du foyer familial, ils resteraient indemnes. Imbu de cette idée, Grancher a créé l'*Œuvre de la préservation de l'enfance contre la tuberculose*, qui se charge d'élever à la campagne, loin du foyer parental, les enfants de père ou mère tuberculeux. Le résultat a été démonstratif. Les cas de tuberculose dans ces « Nids » sont beaucoup moins fréquents que dans l'ensemble de la population infantile du même âge.

La démonstration inverse est donnée par les faits malheureusement trop nombreux de contamination des familles entières par l'admission au foyer familial d'une personne tuberculeuse, étrangère cependant à la famille : institutrice, domestique, etc. Ces faits sont d'observation courante, et on n'a que l'embarras du choix si on veut en citer quelques-uns. Une jeune fille, saine et robuste, appartenant à une famille indemne de tuberculose, se marie : peu après le mariage, une tuberculose torpide dont le mari était atteint, fait de rapides progrès; elle le soigne avec dévouement; il meurt; elle rentre au foyer familial ayant contracté le germe de la tuberculose; elle contamine à son tour sa sœur, ses deux frères et sa mère. Selon la règle, les quatre sujets jeunes font une tuberculose évolutive qui, en quatre ans, les tue tous les quatre. La mère atteinte de tuberculose fibreuse subsiste seule dans le désert de son lamentable foyer. C'est un cas entre mille. Il ne peut s'agir dans ce cas de prédisposition héréditaire. La maladie est entrée dans la famille par le fait d'un beau-frère, non lié par le sang avec les victimes.

Particulièrement démonstratifs sont les trois cas de Bernheim relatifs à trois femmes atteintes de tuberculose qui accouchèrent de jumeaux. Chaque fois il put faire nourrir un des enfants dans la maison paternelle au sein par une nourrice saine, tandis que le second enfant était envoyé à la campagne pour y être élevé au biberon. Les trois enfants qui restèrent près de leur mère moururent, deux de méningite tuberculeuse, un de tuberculose pulmonaire, et de plus deux nourrices primitivement saines succombèrent aussi à la tuberculose. Par contre les trois enfants élevés à la campagne loin de leur mère restèrent vivants et bien portants.

En somme, la facilité et la répétition des contaminations par le bacille tuberculeux suffit à expliquer la grande fréquence de la tuberculose chez les enfants de tuberculeux. Elle suffit, car les personnes étrangères à la famille, quand elles sont soumises aux mêmes conditions de promiscuité familiale, sont contaminées avec une fréquence égale, et d'autre part, les enfants de tuberculeux, quand ils sont soustraits aux causes spéciales de contamination massive et répétée auxquelles ils sont exposés dans le foyer familial ne sont pas plus fréquemment que d'autres atteints par la maladie.

On a été plus loin. On a soutenu que les descendants de tuberculeux possédaient plus souvent que d'autres une immunité relative vis-à-vis du bacille tuberculeux, qui leur permettait, ou de résister plus facilement aux contaminations, ou de réagir vis-à-vis d'elles plus activement, réaction se traduisant par des formes cliniques de tuberculose moins rapides, moins envahissantes, plus scléreuses, et tendant davantage à la guérison.

On en donne comme preuve la gravité de la tuberculose quand elle envahit tout d'un coup des populations restées jusque-là indemnes. On sait combien la maladie a décimé les races primitives dès qu'elles se sont trouvées en contact avec les Européens. Les Peaux-Rouges, les Polynésiens, de nombreuses tribus africaines et sud-américaines peuvent être citées en exemple. On peut, il est vrai, invoquer l'influence nuisible d'un brusque changement dans les conditions de vie, sans parler de l'introduction de certains vices européens, en particulier l'alcool. On peut croire aussi à une sensibilité de race. On peut dire que, dans les races anciennement frappées par la tuberculose, les lignées les plus sensibles au mal se sont finalement éteintes sous ses coups, il ne reste que des lignées offrant quelque résistance; dans les populations neuves, les lignées les plus sensibles subsistent à côté des autres et offrent d'emblée une proie facile au mal. Raisonner ainsi est justement reconnaître l'hérédité familiale de la plus ou moins grande prédisposition au mal; ces différences familiales ne sont pas niables, elles existent du reste du haut en bas de l'échelle des êtres ; on sait que les moutons africains sont réfractaires au charbon, et qu'on a pu sélectionner des races de blé réfractaires à la rouille ; l'immunité ou la disposition naturelle de certaines familles à certaines maladies n'est pas contestée ; ce qui est plus difficile à établir, c'est si une atteinte de tuberculose chez les parents a pour conséquence de modifier chez les enfants la prédisposition au mal, ou la résistance à son extension.

Un travail très documenté de Grunberg, portant sur l'étude des antécédents héréditaires de 2.000 enfants présentés à la consultation du dispensaire d'enfants Furtado-Heine, fournit des éléments précieux sur l'hérédité de la tuberculose. Certes ces éléments ne donnent que des résultats synthétiques, sans qu'il soit possible de faire dans chaque cas la part de l'hérédité et de la contagion. Mais, bien que ne permettant pas d'analyser le mécanisme de la transmission héréditaire de la tuberculose, les résultats relevés par Grunberg sont intéressants.

Ils établissent tout d'abord la très grande rareté de la tuberculose cliniquement constatable chez les enfants dont les deux parents sont en bon état de santé ; chez ces mêmes enfants la tuberculose latente, décelée par l'intradermoréaction positive à la tuberculine [1], existe 40 fois sur 100.

Au contraire, on rencontre la tuberculose clini-

---

1. Chez des sujets hébergeant le bacille de Koch, soit que leur santé ne soit pas altérée sensiblement (tuberculose latente), soit que la présence du bacille se manifeste par une tuberculose cliniquement reconnaissable, l'injection d'une goutte

quement constatable chez 40 p. 100 des enfants dont les deux parents sont tuberculeux, chez 33 p. 100 si l'un des deux procréateurs est tuberculeux et l'autre sain, chez 25 p. 100 si un parent ou les deux, sans être en état de tuberculose évolutive, a un passé pulmonaire (pleurésies, bronchites à répétition, emphysème, etc). Souvent ce passé pulmonaire relève d'une tuberculose plus ou moins cicatrisée. Quant à l'intradermoréaction elle est presque constamment positive.

Un fait très curieux au point de vue qui nous occupe a été relevé par Grunberg. En classant à part les familles où, en même temps que le père ou la mère, les grands-parents aussi étaient tuberculeux, il a vu que les enfants de ces familles comprenaient une proportion de tuberculeux moins grande que quand les grands-parents n'étaient pas atteints. Quand la « tuberculose ancestrale » s'ajoute à la « tuberculose parentale », le chiffre des rejetons atteints est de 20 à 30 p. 100, au lieu de 25 à 40 p. 100. Cette constatation engage, dit l'auteur, à croire à une hérédo-immunité. Elle empêche, en tout cas, d'admettre, chez les descendants de tuberculeux, une hérédo-prédisposition à l'infection par le bacille de Koch.

Des considérations analogues, basées sur des résultats recueillis dans un tout autre milieu, et corroborées par des constatations expérimentales ont amené le Dr Sanarelli à conclure dans le même sens.

de dilution de tuberculine à un pour dix mille dans l'épaisseur de la peau provoque une zone de congestion intense autour de la piqûre. Cette réaction fait défaut quand le sujet est indemne de tuberculose.

En somme, l'infection par le bacille tuberculeux est fréquente chez les rejetons de tuberculeux ; mais elle semble due uniquement à la contagion ; non seulement les enfants de tuberculeux ne seraient pas prédisposés à l'infection par le bacille de Koch, mais même ils jouiraient d'une résistance spéciale à cette infection, et d'une certaine hérédo-immunité.

Hérédodystrophie paratuberculeuse.

Si maintenant nous étudions la descendance des tuberculeux, non plus au point de vue de l'infection tuberculeuse elle-même, mais au point de vue de la robustesse des sujets et de leur état de santé générale, nous allons arriver à de tout autres conclusions. Parmi les descendants de tuberculeux on trouve une proportion exagérée de malingres, de mal bâtis, de mal conformés. Que cette proportion soit grande chez les adultes et les grands enfants, cela pourrait être le résultat des atteintes plus fréquentes de tuberculose dues à la contagion parentale. Mais c'est dès les premières années, dès la naissance, dès la vie fœtale qu'on remarque l'infériorité des descendants de tuberculeux. Or, l'infection congénitale par le bacille de Koch est, nous l'avons vu, si rare qu'en pratique elle est inexistante. Donc ce n'est pas à l'infection, mais à l'hérédo-intoxication qu'il faut attribuer ces dystrophies.

Les relevés de Grunberg permettent de chiffrer la fréquence de ces hérédodystrophies chez les rejetons de tuberculeux.

Quand les parents sont tous deux bien portants,

la proportion des avortements spontanés est de 5 sur 100 grossesses. Le chiffre s'élève à 11 p. 100 quand le père est atteint de tuberculose pulmonaire, et à 16 p. 100 quand c'est la mère; quand ce sont à la fois le père et la mère, le chiffre est sensiblement le même : 15 p. 100. Il s'élève à 18 p. 100 quand l'un des parents est en outre alcoolique et à 22 p. 100 quand l'un des parents est en outre syphilitique.

Pour la mortinatalité les chiffres sont les suivants : 2,5 p. 100 quand les parents sont bien portants; 2,2 quand le père est tuberculeux; 5,7 quand c'est la mère; 4 quand ce sont à la fois le père et la mère; 3,8 quand en outre l'un des parents est alcoolique; 21,4 quand en outre l'un des parents est syphilitique.

Quand les parents sont bien portants, les enfants marchent avant un an dans 25 p. 100 des cas, entre un an et 16 mois dans 45,5 p. 100 des cas, entre 16 et 20 mois dans 29,5 p. 100 des cas. Quand un des parents au moins est tuberculeux, les mêmes chiffres deviennent 25, 40,6, 22,1 et il reste 12,3 p. 100 d'enfants qui ne marchent qu'après 20 mois.

Enfin parmi les descendants de tuberculeux, on note avec une grande fréquence un retard notable de la courbe d'accroissement; ce retard s'accuse quelquefois dès la première enfance, plus souvent dans la seconde enfance entre 2 et 7 ans, parfois il ne s'accuse qu'au moment de la puberté. A cette époque les rejetons de tuberculeux se font fréquemment remarquer, comme l'avait déjà signalé Hippocrate, par un thorax étroit, allongé, aplati d'avant en arrière, par des omoplates saillantes (ailées, dit Hippocrate), par de la pâleur, par de la faiblesse générale. Mais à cette époque déjà, beaucoup ont été infectés du fait de la contagion parentale, et il est difficile de faire la part de la contagion et de l'hérédité dans les chiffres qu'a relevés Grunberg qui, sur 100 enfants vivants, en trouve 23 malades ou mal développés quand les deux parents sont tous deux bien portants, 52 quand un au moins des parents est malade mais non tuberculeux, ni atteint d'affection pulmonaire, 57 quand le père est tuberculeux, 59 quand c'est la mère, 70 quand ce sont les deux parents, 39 quand en outre un des parents est alcoolique, 86 quand en outre un des parents est syphilitique.

Quant aux malformations définies, et aux monstruosités, elles sont très rares dans l'hérédotuberculose, contrairement à ce qui se passe dans l'hérédosyphilis. Landouzy en a, il est vrai, publié ou fait publier un certain nombre de cas, mais recherchés entre mille. Voici les relevés de Grunberg portant sur 2.005 grossesses survenues dans des ménages de tuberculeux : 2 asymétries faciales, 2 hydrocéphalies, 2 microcéphalies, 2 becs-de-lièvre, 1 spina-bifida, 1 genu valgum, 3 pieds-bots, 1 ectrodactylie (absence d'un doigt), 1 monorchidie (un seul testicule dans les bourses), 1 hydrocèle congénital, 21 hernies congénitales; 3 enfants sont nés sourds-muets, et 1 aveugle; il y a eu 14 grossesses gémellaires. Ces chiffres ne dépassent pas les proportions normales. On peut dire que l'hérédité tuberculeuse ne prédispose pas aux malformations ni aux monstruosités.

Prédispose-t-elle au rachitisme? Voici ce que dit Grunberg à ce sujet : « Un grand nombre de rejetons de tuberculeux présentent du rachitisme. Nous avons fréquemment observé celui-ci chez des enfants correctement nourris au sein, sans troubles digestifs et toxi-infectieux d'aucune sorte, et qui, par la suite, devenaient des tuberculeux avérés. Ceci nous a amené à admettre, avec le professeur Marfan, un rachitisme d'origine tuberculeuse, se produisant le plus fréquemment entre 15 et 20 mois, rarement précoce (contrairement au rachitisme d'origine syphilitique), avec grosses déformations et *intradermoréaction de Mantoux toujours positive à la tuberculine*. » Cette dernière constatation montre que le rachitisme ne s'est produit que chez des enfants infectés eux-mêmes de tuberculose. On ne peut donc le considérer comme dû à leur hérédité.

Enfin il est une question que nous devons examiner spécialement, c'est celle du cœur des hérédotuberculeux. Il est en effet classique de dire qu'ils ont le cœur petit, et qu'ils présentent fréquemment des sténoses valvulaires et des sténoses vasculaires, en particulier du rétrécissement de l'artère pulmonaire ou du rétrécissement de la valvule mitrale. Le rétrécissement mitral pur est considéré par beaucoup de cardiologues comme une affection congénitale due à l'hérédité tuberculeuse. Voici les chiffres de Grunberg : sur 492 enfants ayant une hérédité tuberculeuse, il en relève 11 ayant un gros cœur à l'examen radioscopique, 9 ayant un petit cœur, 12 ayant une insuffisance mitrale, 1 ayant une insuffisance aortique, 3 ayant un rétrécissement mitral pur, 1 ayant un rétrécissement pulmonaire, 1 ayant une maladie de Roger (perforation isolée de la cloison interventriculaire), 1 ayant une malformation cardiaque complexe. Les insuffisances mitrale et aortique et les hypertrophies cardiaques s'expliquent dans la très grande majorité des cas par des infections de l'enfance (coqueluche, scarlatine, rougeole, etc.), et leur constatation chez ces hérédotuberculeux est pure coïncidence, car elles ne sont pas moins fréquentes chez les enfants sans hérédité. Restent quatre cas de rétrécissements valvulaires et deux cas de conformation vicieuse du cœur qui semblent bien en rapport avec l'hérédité bacillaire.

Pour les malformations, il semble que le doute ne puisse pas exister. Disons toutefois que la proportion de malformations cardiaques reste beaucoup moins élevée dans l'hérédotuberculose que dans l'hérédosyphilis.

Pour le rétrécissement mitral pur, Potain et son élève Teissier avaient noté que les jeunes femmes atteintes de retrécissement mitral pur (je dis jeunes femmes, car l'affection est très rare dans le sexe masculin), ont presque toujours des antécédents héréditaires tuberculeux. Teissier admet une relation directe entre la sténose mitrale et l'hérédité tuberculeuse maternelle. La toxine tuberculeuse passant de la mère à l'enfant produirait une endocardite mitrale fibreuse d'emblée, et non proliférante comme les endocardites d'origine infectieuse. Braillon admet que c'est le bacille lui-même et non la toxine qui causerait une endocardite fœtale, et Auché et Chambrelent ont en effet trouvé chez un fœtus de 7 mois né d'une mère tuberculeuse des granulations tuberculeuses de l'endocarde. Mais il s'agit là d'un de ces faits très exceptionnels de tuberculose congénitale dont il n'y a pas à tenir compte en pratique.

En fait, les médecins d'enfants ont toujours été frappés de la très grande rareté du rétrécissement mitral avant la puberté. C'est ce qui résulte des travaux de la Société de Pédiatrie de Paris (1908, p. 345 et 1910 p. 231). Duroziez, l'observateur sagace qui a le premier décrit la plupart des symptômes du rétrécissement mitral, dit n'avoir jamais observé la maladie avant 15 ans. Il semble donc qu'on ne peut admettre l'origine congénitale du rétrécissement mitral pur. Sa fréquence chez les hérédo-tuberculeux ne doit pas être attribuée au passage à travers le placenta des bacilles de Koch ou de leurs toxines. L'explication est sans doute beaucoup plus complexe, et il est possible qu'il s'agisse de tuberculose acquise ayant d'emblée une tendance scléreuse du fait d'une hérédo-immunité relative.

Lèpre.

La lèpre est une maladie causée par un microbe spécial, le bacille lépreux, biologiquement voisin du bacille de Koch. Les modalités héréditaires de la lèpre sont semblables à celles de la tuberculose : très grande rareté de l'hérédotransmission du bacille en nature, contamination possible ultérieure des enfants par les parents, assez grande fréquence d'une hérédité dystrophique paralépreuse.

Il faut toutefois faire cette réserve que la contagion de la lèpre est soumise à des conditions de lieu et de milieu qui font qu'elle est beaucoup moins facile, beaucoup moins universelle que la contagion de la tuberculose. Aussi est-il très fréquent de voir les enfants de lépreux échapper à la lèpre, surtout si le ou les parents lépreux ont quitté le pays à lèpre. En Europe, il semble que la contagion héréditaire de la lèpre ne s'observe pas, ou ne s'observe qu'en certaines localités restreintes et sous des formes atténuées souvent peu reconnaissables.

Nous n'en dirons pas plus sur la lèpre puisqu'au point de vue philosophique, l'étude de son hérédité ne nous apprendrait rien de plus de celle de la tuberculose, et qu'au point de vue pratique, la maladie n'offre heureusement pas d'intérêt dans nos pays.

CHAPITRE IX

Hérédité infectieuse. Syphilis.

Syphilis héréditaire. Mécanisme de la transmission du microbe.
 Conséquences de gravité variable selon l'ancienneté plus ou
 moins grande de la maladie. Loi de Profeta.
 Hérédodystrophie parasyphilitique: ses manifestations.

Syphilis.

La syphilis est une maladie due à la pullulation
dans l'organisme d'un animalcule particulier, le
Treponema pallidum.

Cet animalcule ne se reproduit que dans l'organisme et ne vit que très peu de temps en dehors
de lui. C'est un parasite de l'homme uniquement.
On peut toutefois l'inoculer aux singes anthropoïdes,
qui prennent une syphilis assez semblable à celle de
l'homme, à quelques singes catarhiniens, chez qui
la maladie est abortive, et dans l'œil de quelques
animaux de laboratoire (lapin) où il ne produit que
des lésions locales.

La maladie se transmet uniquement par contact
direct entre être humain malade et être humain
sain. Chez l'être humain malade, le parasite est
abondant dans les lésions qui, dans les premières

années de la maladie, surviennent à la surface des muqueuses ou de la peau (chancre, plaques muqueuses, syphilides érosives ou ulcéreuses).

Le microorganisme ne s'inocule pas sur la peau saine, mais seulement sur la peau excoriée, ou sur les muqueuses, dont les excoriations facilitent également l'inoculation. Aussi les rapports sexuels sont le principal, mais non l'unique moyen de propagation de la maladie. C'est en effet au cours des relations sexuelles que les contacts de muqueuse à muqueuse entre être humains sont surtout susceptibles de se produire. Aussi la syphilis est-elle d'origine sexuelle dans la très grande majorité des cas, et c'est le plus souvent aux organes génitaux, plus rarement sur les lèvres ou dans la bouche que se produit la contamination.

Elle reste longtemps latente. C'est quinze à vingt-cinq jours seulement après le contact infectant qu'apparaît la première manifestation de la maladie; c'est une nodosité exulcérée qu'on connaît sous le nom de *chancre induré* (par opposition à une autre lésion vénérienne, le chancre mou, qui n'est pas syphilitique). En même temps se tuméfient et s'indurent les ganglions correspondants (ceux de l'aine si le chancre siège aux organes génitaux). Les lésions atteignent leur maximum en une dizaine de jours, restent stationnaires autant de temps, puis régressent en quelques semaines. La *période* dite *primaire* de la syphilis est terminée.

Mais peu après débute la *période secondaire*. Sur la peau apparaît une éruption rosée, la *roséole syphilitique*, et sur les muqueuses, dans la bouche, sur les organes génitaux et à leur pourtour, des lésions suintantes connues sous le nom de plaques muqueuses. Les *Treponema pallidum* pullulent à leur surface, aussi ces lésions sont-elles les plus dangereuses au point de vue de la contagion. Elles évoluent par poussées successives qui se répètent à intervalles plus ou moins longs selon les sujets pendant les deux, trois, quatre premières années qui suivent le chancre, mais, à mesure que l'on s'éloigne du début de la maladie, les poussées de plaques muqueuses sont moins abondantes et moins fréquentes, et les lésions prennent des formes plus variées (syphilides secondaires). Exceptionnellement, on peut voir des accidents du type secondaire survenir dans la 5ᵉ, 6ᵉ, même 10ᵉ et 20ᵉ année (syphilis secondaire tardive de Fournier).

A partir de la quatrième année en général commence ce que l'on a appelé la *période tertiaire*, période qui peut du reste rester complètement latente, et dans laquelle la maladie ne se manifeste plus éventuellement que par des lésions locales, de siège et d'aspects très variés ; elles peuvent gravement atteindre les organes profonds, les viscères, et alors elles sont très dangereuses pour le porteur ; elles peuvent être plus superficielles et siéger à la peau (gommes, ulcères, scléroses) ; mais, en général, ces lésions tertiaires ne sont plus virulentes ni inoculables comme l'étaient les accidents secondaires. Bien qu'on ait cité quelques exceptions, on peut dire que la règle à peu près constante est que les lésions tertiaires ne sont plus contagieuses, et le syphilitique, arrivé à la période tertiaire, ne transmet plus la maladie. Toutefois, il faut faire une exception partielle pour la contagion intra-utérine dans la syphilis héréditaire.

Pendant toute la période d'activité de la syphilis, ls sang du syphilitique est susceptible de présenter une réaction spéciale du sang. Cette réaction est basée sur les propriétés du sérum des infectés dont nous devons la découverte à M. Bordet, de Bruxelles. Des techniques appropriées au diagnostic de la syphilis ont été indiquées par M. Wassermann, par M. Bauer, par M. Hecht. La séro-réaction manque parfois dans les syphilis en activité, en sorte qu'une séro-réaction négative ne suffit pas pour exclure la syphilis. En revanche, une séro-réaction franchement positive a la plus grande valeur et signifie avec une quasi-certitude syphilis en activité [1]. Chez les sujets présentant des accidents syphilitiques secondaires ou tertiaires, on obtient 80 à 85 p. 10 de réactions positives ; chez les anciens syphilitiques ne présentant plus d'accidents en activité, ou ayant seulement des accidents dits para-syphilitiques (dérivant de la syphilis, mais non accessibles au traitement, comme le tabes), on trouve encore 40 à 50 p. 100 de réactions positives.

A. — Syphilis héréditaire.

La syphilis est une maladie éminemment héréditaire. En règle générale, tout enfant né d'une femme atteinte de syphilis virulente généralisée (période

---

1. Il faut toutefois savoir que certains états morbides peuvent exceptionnellement provoquer temporairement une séroréaction positive chez un non syphilitique (spirochétose ictérique, maladie du sommeil, trypanosomiases, et à un bien moindre degré paludisme, fièvres éruptives, lèpre).

secondaire) est atteint lui-même de syphilis virulente.

Le mécanisme de la transmission du mal est évident. Si, lorsqu'une femme atteinte de syphilis virulente vient d'accoucher, on examine le placenta, on trouve en général ce placenta plus volumineux et plus pesant qu'il n'est habituel (il pèse le cinquième environ du poids fœtal au lieu du septième) ; il présente des parties tuméfiées et blanchâtres au niveau desquels l'examen microscopique fait reconnaître des tréponèmes en grand nombre.

Le placenta est un organe mi-partie maternel, et mi-partie fœtal, puisqu'il est formé d'imbrications de villosités nées des enveloppes fœtales, pénétrant au milieu d'une prolifération de la muqueuse utérine maternelle. Pendant la période virulente de la syphilis, il s'infecte de tréponèmes à l'égal des autres organes maternels ; ces tréponèmes pénètrent les villosités fœtales adjacentes, parcourues par le sang fœtal. Celui-ci répand ces tréponèmes dans tout l'organisme fœtal et la syphilis du fœtus est réalisée.

D'après la disposition des vaisseaux du fœtus, le sang placentaire est ramené au fœtus par la veine ombilicale, laquelle se divise tout d'abord dans le foie. L'infection du foie est donc une première étape. En fait, chez les nouveau-nés atteints de syphilis héréditaire, on trouve toujours le foie volumineux et altéré, et l'examen microscopique montre que les tréponèmes y sont des plus abondants. Mais cette première étape est très vite franchie ; et le plus souvent les hérédo-syphilitiques naissent avec des lésions multiples témoignant de la généralisation de l'infection : écoulement nasal purulent, plaques muqueuses au pourtour du nez, des lèvres, de l'anus, des organes génitaux, lésions cutanées érythémateuses, érosives, papuleuses ou pemphigoïdes, etc. En outre, l'enfant naît le plus souvent avant terme et dans un état de faiblesse générale tel qu'il succombe le plus souvent. A l'autopsie, on trouve à peu près tous les organes infiltrés abondamment par le tréponème. Il est certain que le parasite cultive beaucoup plus facilement, et pullule beaucoup plus rapidement chez l'embryon et le fœtus que chez l'adulte. L'organisme en cours de formation n'oppose pas au parasite la même résistance que l'organisme constitué. Très souvent même la syphilis de l'embryon ou du fœtus entraîne rapidement la mort. La grossesse s'interrompt alors par un avortement ou une fausse couche[1].

Les lignes ci-dessus ne constituent qu'un aperçu sur la façon dont les choses se passent au point de vue de l'hérédité de la syphilis dans le cas le plus général. Mais il est très instructif d'étudier cette hérédité plus en détail et en envisageant ce qui se produit dans les circonstances variées dans lesquelles cette hérédité est susceptible de se manifester.

Tout d'abord, il est nécessaire de considérer l'action qu'à l'âge de la syphilis maternelle sur la façon dont la syphilis se transmet au fœtus et sur la façon dont elle se comporte. Nous devons donc étudier séparément :

---

1. On appelle *avortement* l'interruption de la grossesse au stade embryonnaire (jusqu'au 3e mois) et *fausse couche* au stade fœtal (après le 3e mois).

1° Les faits dans lesquels la mère est déjà enceinte au moment où elle contracte la syphilis. La grossesse est antérieure à la syphilis ;

2° Les faits dans lesquels le début de la grossesse est contemporain du début de l'infection syphilitique, soit qu'un seul coït ait suffi à infecter la femme et à la féconder, soit du moins que la grossesse ait débuté alors que la syphilis ne se manifestait encore que par les accidents de la période primaire ;

3° Les faits dans lesquels la mère est déjà en puissance de syphilis virulente au moment où elle devient enceinte. La syphilis est antérieure à la grossesse, et antérieure seulement d'une, deux ou trois années ;

4° Les faits dans lesquels la grossesse survient quand la syphilis maternelle a perdu sa virulence. Quatre années et plus se sont écoulées depuis le début de la syphilis. Celle-ci est devenue silencieuse ou du moins ne se manifeste plus que par des accidents non contagieux dits accidents tertiaires.

1° *Syphilis maternelle contractée au cours de la grossesse.*

Nous avons vu que la syphilis reste quelque temps latente. Le chancre n'apparaît que vingt à trente jours après la contamination. Puis pendant quelque temps encore elle reste une maladie locale ; la maladie se limite au chancre et aux ganglions correspondants qui semblent pendant quelque temps former barrière contre la généralisation de l'infection. On s'explique ainsi que, lorsque la contamination syphilitique se produit dans les dernières semaines de la grossesse, l'enfant échappe à peu près sûrement à la maladie. Au contraire, quand la syphilis a été acquise au cours des cinq premiers mois de la grossesse, l'enfant est sûrement contaminé. Souvent il meurt dans le sein de sa mère, tué par les altérations syphilitiques qui frappent ses viscères, et il est expulsé prématurément : plus rarement, il naît vivant, à terme ou fréquemment avant terme, mais il est atteint de syphilis en activité se manifestant par les symptômes habituels : coryza purulent, fissures suintantes du nez et des lèvres et du pourtour de l'anus, gros foie, grosse rate, bulles de pemphigus à la paume des mains et à la plante des pieds, insuffisance de développement, anémie.

En somme, contamination dans le dernier mois de la grossesse, enfant indemne de syphilis à peu près sûrement. Contamination dans les cinq premiers mois de la grossesse, enfant contaminé. Reste une époque intermédiaire comprenant les 6e, 7e, 8e mois, particulièrement intéressante à étudier parce que le résultat est plus douteux. Parfois l'enfant naît nettement syphilitique ; parfois surtout si la femme a subi un traitement antisyphilitique, l'enfant naît sain, au moins en apparence. Il ne porte aucun symptôme de syphilis. Il est pourtant souvent atteint. Dans un certain nombre de cas, on en a la preuve absolue, car cet enfant, né en apparence sain, présente plus tard des lésions qui sont indubitablement syphilitiques (*syphilis héréditaire tardive*). Dans d'autres cas, on en a une preuve indirecte. Si en effet l'enfant né dans ces conditions et paraissant sain, était indemne de syphilis, il serait réceptif à la syphilis, et facilement, la mère, atteinte de syphilis virulente, l'infecterait,

soit en lui donnant le sein, soit par les multiples
contacts entre une mère et son enfant nouveau-né.
Or, selon une règle connue sous le nom de *loi de
Profeta*, « la mère syphilitique n'infecte jamais son
enfant né sain en apparence ; cette contamination
n'est possible que si la syphilis a été contractée
par la mère au cours du 8ᵉ ou du 9ᵉ mois de la
grossesse ». On a toutefois cité quelques cas d'exceptions à la loi de Profeta, non seulement quand
la mère a été infectée au cours des sept premiers
mois de la grossesse, mais même quand la syphilis
maternelle est antérieure à la grossesse ; mais ces
observations sont très rares (Düring, Tchlenoff,
Glück, Ogilvie). Il faut alors admettre que l'enfant
a échappé à la syphilis maternelle, parce que
celle-ci a exceptionnellement épargné le placenta.
En fait, et, sauf très rares exceptions, quand la mère
contracte la syphilis dans les 5, 6 et même 7 premiers mois d'une grossesse, elle contamine à peu
près sûrement l'enfant qu'elle porte par l'intermédiaire du placenta. Exceptionnellement, et surtout
si la syphilis maternelle a été traitée énergiquement,
l'enfant peut naître sain en apparence, mais même
alors il est syphilitique, car 1º il est susceptible de
présenter ultérieurement des accidents syphilitiques
(syphilis héréditaire tardive) ; 2º il n'est plus susceptible d'être contaminé de chancre syphilitique ;
cette immunité caractérise les périodes secondaire
et tertiaire de la syphilis, il est donc syphilitique ;
3º on trouve parfois chez lui la séro-réaction de
Bordet-Wassermann ou de Bordet-Bauer positive,
comme l'ont démontré les recherches de Mˡˡᵉ Sabin
(*Annales des mal. vénériennes,* 1913).

2° Le début de la grossesse est contemporain du début de l'infection syphilitique.

L es faits sont malheureusement trop nombreux qui peuvent entrer dans ce paragraphe. Tels ceux où un homme syphilitique encore mal guéri, ou même en pleine infection, se marie, infecte sa femme, et la rend en même temps ou peu après enceinte. Dans ce cas l'enfant est presque à coup sûr contaminé par la syphilis maternelle et il meurt rapidement, parce que la syphilis dont il est atteint l'empêche de se développer; la grossesse s'interrompt vers le 2°, 3°, ou 4° mois. Si la mère est traitée énergiquement dès le début de la grossesse, on peut toutefois avoir quelque chance de prolonger la vie du fœtus, et même de le conduire à terme. Mais il naît infecté, et ce n'est qu'avec les plus grands soins qu'on pourra arriver à l'élever, en lui faisant suivre un traitement antisyphilitique prolongé. En somme quand la grossesse de la femme date des premiers mois de la syphilis, la contamination grave du fœtus est la règle.

3° La grossesse survient au cours de la période secondaire.

Quand la grossesse survient au cours des trois à quatre premières années qui suivent la contamination syphilitique, l'enfant court encore les plus grands dangers d'être contaminé. Il n'en peut être autrement. La femme est en ce moment en pleine période d'infection syphilitique virulente généralisée. Les tréponèmes se multiplient çà et là dans ses organes par poussées successives. Le placenta ne peut guère échapper. Le fœtus est contaminé à dose massive, et la maladie est si nocive chez lui qu'il succombe.

Pourtant, au fur à mesure que le temps s'écoule, l'infection fœtale est moins nocive, sans doute parce qu'elle est moins massive. Si la règle est, dans la première année de la syphilis, que la mort du fœtus survienne vers le 3ᵉ, 4ᵉ, 5ᵉ mois, plus tard elle ne survient plus que vers le 6ᵉ, le 7ᵉ, et même finalement l'enfant naît vivant, avant terme ou même parfois à terme, mais contaminé, ou tellement chétif qu'il ne tarde pas à mourir [1].

L'influence d'un traitement antisyphilitique suivi avec persévérance au cours de la grossesse atténue toutefois la gravité du pronostic, et permet souvent à la grossesse d'évoluer jusqu'à son terme. Parfois même l'enfant naît sain en apparence. Les événements ultérieurs peuvent toutefois démontrer qu'il est en réalité contaminé. Il peut présenter plus tard des accidents de syphilis tertiaire. Ces hérédo-syphilis tardives ont pu parfois ne se révéler que 10, 12, 15 ans, 20 ans même après la naissance par l'apparition de gommes syphilitiques ou d'ostéites syphilitiques constituant la première manifestation de la maladie.

La loi de Profeta s'applique à ces enfants paraissant sains, nés de mère syphilitique. Ils ne sont jamais infectés par le sein de leur mère quand elle les nourrit, ni par ses baisers, ou du moins les

---

1. Fournier (*l'Hérédité syphilitique*) donne les chiffres suivants, recueillis dans sa clientèle de ville : chez 90 femmes contagionnées par leur mari, devenues enceintes dans la première année de l'infection, les 90 grossesses se sont terminées de la façon suivante :

50 par avortement ou expulsion d'enfant mort ; 38 par naissance d'enfants qui sont morts peu après la naissance ; 2 enfants seulement ont survécu.

exceptions à cette règle sont tout à fait rares. On peut conclure qu'ils sont atteints de syphilis atténuée demeurée latente, et la recherche de la séroréaction le démontre dans un certain nombre de cas. Mlle Sabin (*loc. cit.*) a fait cette recherche chez 23 mères syphilitiques et chez leurs enfants nouveau-nés paraissant indemnes de syphilis ; dans la grande majorité des cas, la réaction a été positive chez l'enfant comme chez la mère, montrant que la prétendue immunité de l'enfant résulte d'une infection latente ; souvent elle a été positive d'emblée ; dans quelques cas elle a été d'abord négative et est devenue positive au bout de quelques semaines. Exceptionnels sont les cas où la réaction était encore négative après plusieurs mois.

4° *La grossesse survient quand la syphilis maternelle a dépassé la période secondaire.*

Quand la syphilis maternelle a dépassé la période secondaire, c'est-à-dire la période des accidents contagieux et transmissibles, on pourrait croire que la syphilis ne pouvant plus se transmettre par contact sexuel a aussi perdu toute virulence au point de vue de sa transmission à l'enfant par voie placentaire. Il n'en est rien. En voici quelques exemples que j'emprunte au livre de Fournier sur l'hérédité syphilitique.

« Une dame de ma clientèle a été infectée par son mari. Elle est devenue enceinte dix fois. Or, de ces dix grossesses, les neuf premières se sont terminées par des avortements survenant du deuxième au septième mois, et la dernière a abouti à la naissance d'un enfant syphilitique que j'ai vu affecté de gommes multiples. Et, cependant, lors de la conception de ce dernier enfant, la syphilis de la mère remontait à 16 ans ».

Porak a observé un fait à peu près semblable : une jeune femme contracte la syphilis à 17 ans. Devenue veuve, elle se remarie à 20 ans avec un homme sain. 11 grossesses surviennent en 15 ans et se terminent, les 10 premières par avortement, et la 11e par la naissance à terme d'un enfant qui, dès le second jour, présente une éruption papuleuse syphilitique, puis du pemphigus syphilitique et meurt rapidement.

Toutefois, il ne faut pas exagérer la fréquence de l' « hérédité syphilitique à long terme » pour employer l'expression dont se servait Fournier. En relevant, en 1891, les cas qu'il avait pu observer dans sa carrière si bien remplie de syphiligraphe, Fournier relève seulement 20 cas d'infection syphilitique de l'enfant au delà de la 5e année, ainsi répartis : 8 la 6e année, 3e la 7e, 1 la 8e, 1 la 9e, 2 la 10e, 1 la 11e, 2 la 15e, 1 la 16e, 1 la 19e. Weil et Hénoch ont cité chacun un cas où l'infection de la mère remonterait à 20 ans.

Ces faits très rares de transmission de la syphilis en nature de la mère à l'enfant à la période tertiaire doivent être rapprochés de ceux de transmission de la maladie par voie sexuelle au cours de la période tertiaire, mais ils sont moins exceptionnels que ces derniers. Il semble que la transmissibilité de l'infection syphilitique va s'atténuant avec le temps. Par la voie du contact entre muqueuses, qui est le mode de contagion habituel au cours des rapports sexuels, le contact est assez peu prolongé, assez peu intime pour que la contamination devienne rare dès

la 4ᵉ année, exceptionnelle après la 6ᵉ année. Par
voie placentaire, le contact est autrement intime
puisque tissus maternels et tissus fœtaux sont
enchevêtrés dans le placenta et il se prolonge pendant toute la durée de la grossesse. Aussi, malgré
l'atténuation de la transmissibilité, l'infection du
fœtus reste possible jusqu'à la 6ᵉ année et ne devient
exceptionnelle qu'au delà de la 12ᵉ année. Ajoutons
que l'organisme fœtal est plus sensible à la généralisation de l'infection que l'organisme adulte. On
comprend donc facilement, sans invoquer aucune
explication extraordinaire, que la syphilis reste
plus longtemps contagieuse de la mère à l'enfant
qu'elle porte dans son sein, que de cette même
femme aux autres personnes. Il n'y a rien là de
mystérieux; cette différence est due seulement
à la différence dans le mode même de la contagion.

Influence du traitement. — Nous avons jusqu'à
présent considéré la maladie et sa transmission
héréditaire telles qu'elles évoluent naturellement.
Heureusement, cette évolution est dans la majorité
des cas très heureusement modifiée par l'action du
médecin. Grâce au traitement antisyphilitique, quand
ce traitement est régulièrement suivi et convenablement réglé, les accidents contagieux sont dès les
premiers mois moins fréquents et moins persistants;
au cours des deux ou trois premières années, un
traitement bien suivi évite dans bon nombre de cas
les retours d'accidents secondaires. Toutefois, la
majorité des syphiligraphes sont d'accord pour
penser que, quelle qu'ait été la bénignité apparente
de la syphilis et quelque rigoureux qu'ait été le trai-

tement, il serait imprudent de compter que la contagiosité de la maladie soit éteinte avant la fin de la
quatrième année, et ils n'autorisent pas un syphilitique à contracter mariage avant l'échéance de ce
terme. Cette règle n'a pas été modifiée par l'introduction dans la thérapeutique antisyphilitique des
arsénicaux organiques : arséno-benzol, galyl, etc.
Ils ont sur le mercure l'avantage de faire disparaître
plus rapidement les accidents secondaires en cours,
mais ne mettent pas plus que lui à l'abri certain de
leur récidive éventuelle. Pour ce qui est de la contagiosité par voie placentaire, nous savons qu'elle
est particulièrement persistante. Toutefois le traitement a aussi sur elle une action des plus heu-
reuses. On ne compte pas les faits dans lesquels des
grossesses successives chez des femmes syphilitiques
ont donné naissance alternativement à des enfants
gravement atteints de syphilis ou à des enfants indemnes du mal selon que la mère s'est soumise
pendant la grossesse à un traitement convenablement dirigé ou selon qu'elle a négligé de voir le
médecin et de suivre rigoureusement ses conseils.
Même quand la syphilis maternelle a été traitée
convenablement quatre années durant, et, quand les
dernières années se sont passées sans retour d'accidents, il faudrait se garder de croire que la contagiosité par voie placentaire soit éteinte. Elle est
beaucoup plus persistante que l'autre, nous l'avons
vu, et il sera prudent, chez toute ancienne syphilitique devenant enceinte, d'instituer, dès que la
grossesse sera découverte, un traitement antisyphilitique, et de le renouveler à plusieurs reprises au
cours de la grossesse. C'est alors seulement qu'on a

mis de son côté toutes les chances pour que l'enfant naisse en état de santé.

Voici du reste une statistique recueillie par Fournier dans sa clientèle. La mortalité par syphilis héréditaire a été de 82 sur 100 grossesses quand le traitement a été nul, de 85 sur 100 grossesses quand le traitement a été court, c'est-à-dire ne dépassant pas quelques mois, de 36 sur 100 grossesses quand le traitement a été moyen, c'est-à-dire ayant duré plus d'une année, enfin la mortalité a été nulle quand le traitement a été prolongé. Donc, sous la double influence du temps et du traitement, la syphilis atténue suffisamment ses conséquences fâcheuses pour que la femme atteinte de syphilis puisse procréer des sujets sinon normaux complètement, du moins exempts de syphilis virulente, de syphilis transmise en nature ; ils ne portent pas en eux le microorganisme de la syphilis ; ils peuvent néanmoins être tarés d'une façon autre que nous allons étudier maintenant.

B. — Hérédodystrophies parasyphilitiques.

La nocivité de la syphilis pour la descendance ne s'exerce pas uniquement par la transmission et l'action de présence du microbe. La syphilis n'est pas seulement une maladie infectante ; elle est à un haut degré une maladie intoxiquante ; le microorganisme de la syphilis fabrique des toxines, et l'organisme humain infecté par lui réagit par production d'autres substances solubles anormales. Les unes et les autres sont susceptibles de traverser le placenta, et le produit de la conception est intoxiqué au même titre que l'organisme maternel. Toutefois l'intoxication par la voie placentaire n'est pas celle qui joue le rôle principal. La preuve en est que l'hérédité toxique produit des effets nuisibles évidents, même quand elle est uniquement paternelle. Un ancien syphilitique, ayant passé la période contagieuse, et marié à une femme qu'il ne contaminera pas, engendrera des enfants susceptibles de présenter des tares diverses (anomalies de conformation, troubles de fonctionnement physiologique ou psychologique, irrégularités de développement), identiques à celles qu'on peut observer dans l'hérédité mixte ou dans l'hérédité uniquement maternelle. C'est la preuve que l'intoxication par voie placentaire est peu de chose relativement à l'intoxication des cellules sexuelles. Chez l'être humain infecté de syphilis, les tissus sont plus ou moins modifiés dans leur fonctionnement et dans leur structure du fait de l'adultération du milieu sanguin par les toxines. Les tissus des glandes génitales, testicule chez l'homme, ovaire chez la femme, subissent cette adultération d'autant plus facilement qu'ils sont en constante prolifération et en constante croissance pour la production des éléments sexuels : spermatozoïdes dans le testicule, ovules dans l'ovaire. Les cellules-mères de ces éléments sont intoxiquées; les spermatozoïdes et ovules qui en naissent sont par suite eux-mêmes modifiés; les êtres qui proviendront d'eux présenteront en conséquence des anomalies de conformation ou de fonctionnement qui les écarteront plus ou moins du type normal du genre humain; ces êtres seront ce qu'on appelle des dégénérés. Ils ne sont pas syphilitiques puisqu'ils n'hébergent pas le microbe de la syphilis, et ils ne peuvent en aucune façon transmettre la maladie. Mais les anomalies qu'ils présentent sont d'origine syphilitique, sans être de nature syphilitique ; c'est ce qu'on exprime d'un seul mot en disant qu'elles sont *parasyphilitiques*.

Précisons la valeur des termes lésions syphilitiques, lésions métasyphilitiques, lésions parasyphilitiques : un individu est atteint de syphilis : il présente un chancre, puis des plaques muqueuses, ultérieurement des gommes sous-cutanées, etc. ; voilà des *lésions syphilitiques* ; elles sont guérissables par le traitement mercuriel, ce qui prouve qu'elles sont bien de la syphilis en nature.

Mais le chancre laisse sur la verge une cicatrice pigmentée ; certaines plaques muqueuses fissuraires des orifices naturels peuvent laisser des cicatrices rayonnées autour de ces orifices ; certaines altérations cutanées ne se cicatrisent qu'en laissant des traces persistantes sous forme de pigmentations, telle la syphilide pigmentaire du cou. De telles lésions ne guérissent plus par le traitement mercuriel ; elles sont la conséquence, le reliquat, la séquelle de lésions syphilitiques, elles ne sont plus de nature syphilitique ; on les appelle lésions *métasyphilitiques*.

Les *lésions parasyphilitiques* ne sont ni de la syphilis en nature comme les lésions syphilitiques, ni un reliquat de ces mêmes lésions comme les lésions métasyphilitiques ; ce sont des lésions qui se développent comme conséquence lointaine de la syphilis et sans rapport direct avec des localisations syphilitiques. C'est le cas de très nombreuses anomalies de développement chez les enfants de syphilitiques. On les connaît sous le nom *d'hérédodystrophies parasyphilitiques.*

Le summum de l'hérédodystrophie parasyphilitique, c'est le trouble total du développement tel que le produit de la conception ne peut aboutir à devenir un être viable, et meurt dans le sein maternel. Cette mort du fœtus, nous l'avons vu, est souvent le fait de la syphilis fœtale en nature. Très souvent, le fœtus mort *in utero* fourmille de tréponèmes. Il est néanmoins certain que des anomalies de développement parasyphilitiques, des monstruosités fœtales uniquement tératologiques, peuvent aboutir au même résultat. Dans les premières années de la syphilis, quand un fœtus meurt *in utero*, on peut être à peu près certain qu'il succombe à la syphilis en nature; mais à une période avancée de la syphilis, les fausses couches par mort prématuré du fœtus sont encore fréquentes, et il faudrait se garder de croire que toutes témoignent d'une transmission au fœtus du tréponème en nature. C'est pourquoi, quand on envisage la question de la durée extrême de la transmissibilité héréditaire de la syphilis, il faut seulement tenir compte des cas d'hérédosyphilis précoce ou tardive rendue manifeste par des lésions caractéristiques (plaques muqueuses, gommes, etc.), ou encore par la constatation du tréponème, et laisser de côté les cas où l'hérédité syphilitique s'est manifestée uniquement par des fausses couches. Celles-ci peuvent être la simple conséquence d'hérédodystrophie parasyphilitique.

D'une façon générale, l'hérédodystrophie para-syphilitique, la dégénérescence d'origine hérédo-syphilitique, se manifeste par les mêmes anomalies que les hérédodystrophies toxiques : alcoolisme, saturnisme, etc. Toutefois, tandis que l'hérédosaturnisme aboutit surtout à des arrêts de développement *in utero* et à des fausses couches, tandis que l'hérédoalcoolisme frappe surtout le système nerveux et donne lieu à l'idiotie et à l'épilepsie des enfants, l'hérédodystrophie parasyphilitique donne lieu surtout à des anomalies morphologiques variées qui pour la plupart peuvent se voir toutes les fois que le fœtus a souffert dans son développement, mais qui sont particulièrement fréquentes chez les fils de syphilitiques.

Passer en revue en les décrivant complètement toutes les altérations hérédosyphilitiques, ortho, méta et para, serait trop long, car, outre les lésions proprement syphilitiques, toutes les anomalies morphologiques et fonctionnelles devraient être examinées. Nous devons nous borner à celles qui par leur fréquence ou leur importance méritent une mention spéciale : rappelons en particulier le *crâne*, dit *olympien*, à région frontale saillante et surélevée, et le *crâne natiforme* (*nates*, fesses) à deux ou quatre bosses saillantes séparées par une dépression longitudinale médiane ; les lésions dentaires (dents atrophiées, dents déformées, érosions de l'émail, dents à forme en tourne-vis dites dents d'*Hutchinson*) ; elles sont dues à l'état de souffrance du jeune enfant au moment de la formation des germes dentaires (trois premiers mois de la vie), c'est pourquoi elles sont bien plus fréquentes dans la syphilis que dans toute autre affection, mais une affection grave quelconque au cours des trois premiers mois peut donner le même résultat. Quant au 5ᵉ tubercule des molaires, à l'écartement anormal des incisives médianes supérieures, à l'absence des incisives latérales supérieures, ce sont des conformations familiales héréditaires qui n'ont rien à voir avec la syphilis. Signalons encore les infiltrations pigmentaires de la rétine, les ponctuations cornéennes (kératite interstitielle), la sclérose irrégulière du tympan, enfin les déformations osseuses et les reliquats de périostite qui donnent aux os longs la forme en fuseau ou en fourreau de sabre; ces périostites sont de nature hérédosyphilitique.

Avec Fonquernic (Thèse de Bordeaux, 1906, *Descendance comparée des alcooliques et des syphilitiques*), on peut résumer en quelques mots les différences qui existent entre les enfants d'alcooliques et les descendants de syphilitiques.

Alcoolisme chez les ascendants = *Tares psychiques* chez les descendants.

Syphilis chez les ascendants = *Tares physiques* chez les descendants.

Il importe d'ajouter que cette dichotomie n'a rien d'absolu.

CHAPITRE X

Hérédité infectieuse : Syphilis (Suite), Pian, Paludisme.

Hérédité syphilitique par conception. Elle est peu compréhensible et très contestable.

Hérédité syphilitique paternelle. La transmission du virus du père à l'enfant ne peut se faire que par l'intermédiaire de la contamination maternelle.

Pian. Paludisme.

C. — Hérédité syphilitique par conception.

Dans les pages précédentes, j'ai exposé sur l'hérédité morbide syphilitique des faits incontestables et d'observation fréquente, tels que peut les confirmer l'expérience de tout médecin ayant une pratique un peu étendue. Il me reste maintenant à parler de faits qui semblent avoir été embrouillés comme à plaisir par les syphiligraphes ; on croirait vraiment que, confinés à l'étude d'une seule maladie, ils ont jugé leur tâche trop simple, et ont cru devoir attribuer à cette maladie des façons de se comporter exceptionnelles, étranges, inconnues dans les autres états morbides. La question de la syphilis dite conceptionnelle en est un exemple, mais non pas le seul[1].

C'est Diday, le syphiligraphe lyonnais, qui a créé la théorie de la *syphilis conceptionnelle*. Voici en quoi elle consiste. Il arrive que certaines femmes, à la suite de rapports avec un homme en état de syphilis virulente, deviennent enceintes, et, au cours de leur grossesse, présentent d'emblée les accidents de la syphilis secondaire, roséole, plaques muqueuses buccales, etc., sans qu'on ait décelé chez elles l'accident primitif, le chancre qui marque l'endroit d'inoculation du virus. L'enfant né de ces femmes est lui-même syphilitique.

Diday suppose que, dans ces cas, l'enfant a hérité directement la syphilis de son père, et ce serait ensuite l'enfant qui, en sens inverse de la voie habituelle, aurait contaminé sa mère à travers le placenta. Le chancre d'inoculation de la mère aurait été placentaire, et c'est pourquoi on ne le trouve pas dans les antécédents et on n'en trouve pas la cicatrice, ni sur les grandes lèvres, ni dans le vagin, ni sur le col utérin, c'est pourquoi aussi on ne trouve pas d'hypertrophies ganglionnaires inguinales. La syphilis conceptionnelle est, dit Diday, une syphilis décapitée ; décapitée de l'accident primitif, décapitée de la période primaire.

1. Voici, en effet, comment Fournier parle de la syphilis conceptionnelle : « C'est là à coup sûr une syphilis étrange ; disons même mieux, et le mot n'aura rien d'exagéré, c'est là une syphilis extraordinaire.... c'est là plus qu'une anomalie, plus qu'une exception : c'est là quelque chose de tout particulier ». (Fournier, l'*Hérédité syphilitique*, p. 234.) Rénon dit de même : « Ce mode étrange et surprenant. » (Rénon, *les Maladies populaires*, la Syphilis, p. 136.)

Certes, si ces syphilis décapitées ne s'observaient que dans la grossesse, il faudrait bien admettre l'explication de Diday. Mais il n'en est pas ainsi. Il est très fréquent d'observer des sujets en pleine syphilis secondaire avec roséole, ou plaques muqueuses, et de ne pas retrouver chez eux souvenir ni trace d'un accident primitif. Non sans doute que cet accident primitif ait fait défaut, car il faut bien admettre une porte d'entrée, mais il a dû passer inaperçu. On comprend qu'il puisse en être ainsi quand on sait que l'accident primitif peut parfois consister en un de ces petits chancres nains, herpétiformes, ou fissuraires, évoluant rapidement, se cicatrisant vite, s'accompagnant d'un minimum de réaction ganglionnaire, et à peine indurés. Dans ces cas, au moment des accidents secondaires, toute induration a disparu, toute hypertrophie ganglionnaire également, et la cicatrice est nulle ou méconnaissable, ou perdue dans les plis cutanés. Il ne faut pas oublier que le chancre est le plus souvent indolore, et que, par suite, le sujet ne se doute pas de son existence s'il n'explore ses organes génitaux.

D'autres fois l'accident initial a passé inaperçu à cause de son siège. Les chancres buccaux sont fréquents et facilement méconnus. Le contact réciproque des muqueuses labiales, linguales et buccales, quand elles sont le siège de plaques muqueuses, transmet la syphilis aussi facilement que les contacts réciproques des organes génitaux. Le chancre labial, le chancre lingual, et surtout le chancre de l'amygdale, ne sont pas des raretés. Certes, ils peuvent être diagnostiqués grâce à l'aspect particulier de l'ulcération indurée, grâce aux ganglions sous-maxillaires ou angulo-maxillaires qui les accompagnent. Mais bien souvent, ou le sujet ne fait aucune attention à ces accidents parce qu'ils sont indolores, ou, s'il en souffre (comme dans certains chancres de l'amygdale s'accompagnant de réaction inflammatoire), il se croit atteint d'un simple mal de gorge qu'il a vite oublié. Quand surviennent les accidents secondaires, toute trace de l'accident primitif a disparu, et parfois tout souvenir.

De tels faits ne sont pas exceptionnels chez l'homme, mais ils sont encore moins rares chez la femme. La femme a moins de facilité à explorer par la vue ses organes génitaux, elle s'inquiète moins d'un suintement séreux, séro-purulent ou sanglant qu'elle attribue facilement à des écoulements sans importance ou au sang des règles. Enfin chez elle, le chancre peut avoir un siège profond dans le fond du vagin, ou sur le col utérin; alors l'hypertrophie ganglionnaire peut n'être pas perceptible, car elle siège dans les ganglions profonds du petit bassin. En somme, chez la femme, il est fréquent que l'accident primitif passe inaperçu; il est fréquent qu'on ne puisse retrouver aucun souvenir ni aucune trace de l'accident primitif.

Certes, cette latence était bien connue de M. Diday, de M. Fournier [1] et des autres éminents syphiligraphes

---

1. « Chacun sait que le chancre constitue souvent chez la femme une lésion minime, fugitive, qui peut facilement rester inaperçue de la malade et n'être plus perceptible pour le médecin après un temps très court. » Fournier, *Syphilis* et *mariage*, p. 24. Leredde, se basant sur les documents de Fournier, de Vianney et les siens propres, évalue la proportion des syphilis restant ignorées à 20 p. 100 chez l'homme, 40 p. 100 chez la femme, et 90 p. 100 pour la syphilis héréditaire.

qui ont enseigné la doctrine de la syphilis par conception. Aussi, pour faire admettre cette doctrine, ils ont adjoint à ce premier élément, syphilis décapitée, un second, syphilis prise par la femme en l'absence de toute lésion contagieuse évoluant chez le mari. Mais ici, même incertitude. De même que le chancre peut échapper, de même et à bien plus forte raison, un petit accident secondaire, une plaque muqueuse buccale ou génitale peut passer inaperçue. M. Fournier invoque des cas où le mari était médecin et s'observait. Ces cas ne me convainquent pas, et je ne sais vraiment comment ces médecins syphilitiques ont pu affirmer qu'ils étaient sûrs d'avoir été indemnes de tout accident pendant une période de plusieurs semaines. L'incertitude est donc aussi grande, sinon plus, en ce qui concerne ce second élément qu'en ce qui concerne le premier. Jamais deux incertitudes s'additionnant n'ont pu créer une certitude.

Comment donc se fait-il que des esprits aussi remarquables et aussi spécialisés dans la question, aient soutenu une conception qu'ils disent eux-mêmes aussi étrange, aussi extraordinaire? Peut-être est-ce justement parce que trop spécialisés. Mais aussi, c'est parce qu'ils admettaient une autre doctrine non moins en désaccord avec nos connaissances actuelles sur l'infection en général, celle de l'hérédité syphilitique paternelle exclusive. C'est en se soutenant l'une l'autre que ces deux doctrines étranges pouvaient subsister. Disons en quoi consiste cette doctrine de l'hérédité paternelle exclusive.

D. — Hérédo-syphilis paternelle exclusive.

Quand un enfant naît en puissance de syphilis virulente, la recherche de la syphilis chez ses parents peut amener à l'une des trois conclusions suivantes :

1° Le père et la mère présentent tous deux des accidents, des stigmates ou des commémoratifs de syphilis.

2° La mère seule en présente.

3° Le père seul en présente.

Les auteurs classiques distinguent ces trois cas du nom d'hérédosyphilis d'origine mixte, d'origine maternelle exclusive, d'origine paternelle exclusive. Fournier a étudié longuement dans son livre sur l'hérédité syphilitique les différences entre ces trois hérédités. Il donne les chiffres suivants :

L'hérédité mixte est nocive pour l'enfant dans 92 p. 100 et mortelle dans 68 p. 100 des cas ; pour l'hérédité maternelle exclusive, les chiffres tombent à 84 p. 100 et à 60 p. 100; pour l'hérédité paternelle exclusive à 37 p. 100 et 28 p. 100.

Ces différences ne sont pas étonnantes ; on comprend que si la syphilis est décelable chez les deux parents, elle soit plus nocive que si elle l'est seulement chez l'un d'eux ; on comprend d'autre part que l'hérédité maternelle soit notablement plus nuisible que l'hérédité paternelle exclusive. Celle-ci ne peut en effet s'exercer que par l'intermédiaire du spermatozoïde. En outre elle a en général quelques années de plus que la syphilis maternelle.

Si on réfléchit aux conditions de cette hérédité paternelle, on conçoit même qu'elle ne puisse guère être efficace qu'en ce qui concerne l'hérédité dystrophique; on ne comprend pas comment l'hérédité de virus pourrait être exclusivement paternelle; il faudrait en effet que le tréponème soit venu au fœtus porté par le spermatozoïde; or, le tréponème existe-t-il dans le sperme? pendant longtemps on l'a nié en se basant sur des expériences négatives d'inoculation à l'homme; toutefois dans ces derniers temps, on serait arrivé à syphiliser un singe par inoculation de sperme de syphilitique. En tout cas, le tréponème est très rare dans le sperme puisque l'examen microscopique ne le décèle pas et qu'il faudrait l'inoculation pour le révéler. Mais il y a plus. S'il existe dans le sperme, c'est, soit dans les spermatozoïdes eux-mêmes, soit dans la partie liquide. Dans ce dernier cas le sperme n'est virulent qu'à la façon du liquide suintant à la surface d'une plaque muqueuse, il peut contaminer la mère, mais c'est tout. Pour être porté à l'ovule il faudrait que le virus soit véhiculé par le spermatozoïde; cela pouvait se concevoir quand on ignorait le microorganisme de la syphilis; on pouvait alors penser qu'il était assez petit pour exister dans le spermatozoïde sans trop l'altérer, à la façon des sporozoaires dont Pasteur a relevé la présence dans les ovules des vers à soie atteints de la maladie des corpuscules. A présent que nous connaissons les dimensions du tréponème de la syphilis 10 μ de longeur sur 0,5 μ d'épaisseur, nous ne concevons pas comment il pourrait sans graves désordres se loger dans un spermatozoïde dont la tête, du reste occupée presque entièrement par le noyau, mesure 5 μ de longueur, 3 de largeur, 1,5 d'épaisseur, et dont la queue est à peine plus épaisse que le tréponème lui même (1 μ à la base, 0,5 μ à la partie moyenne).

Quand on sait que des milliers de spermatozoïdes sont déversés dans les voies génitales féminines par un seul coït, et qu'un seul parmi eux est l'élu qui fécondera l'ovule, on ne comprend pas comment cet élu serait un des rares spermatozoïdes parasités et par conséquent affaibli, et non un des nombreux spermatozoïdes sains. La transmission par le spermatozoïde me paraît incompréhensible.

On a supposé que le virus est susceptible de revêtir des formes de résistance, qui seraient des spores minuscules plus facilement véhiculables, et moins nocives pour le spermatozoïde. Cette hypothèse est en contradiction avec ce fait que les lésions virulentes fourmillent de tréponèmes sous la forme que nous lui connaissons. Mais enfin, admettons néanmoins l'hypothèse. J'avoue ne pas mieux comprendre avec elle pourquoi parmi des milliers de spermatozoïdes sains, ce serait justement le spermatozoïde porteur de virus qui serait l'élu fécondant.

Aussi les partisans de l'hérédité paternelle exclusive ont renoncé à l'expliquer. Ils disent : Nous observons simplement ce fait que le père est malade, que la mère est saine ; la maladie par conséquent n'a pu venir à l'enfant que directement du **père.**

Nous, nous disons : le père est malade ; la mère n'est saine qu'en apparence ; en réalité elle est atteinte de syphilis latente, et elle a contaminé l'enfant ; c'est par l'intermédiaire de la mère que le virus syphilitique paternel a atteint l'enfant.

On aurait pu discuter longtemps entre les deux hypothèses si, par deux procédés différents et concordants, il n'était possible de montrer que, dans ces cas, la mère est bien atteinte réellement de syphilis tout en ne présentant pas et en n'ayant pas présenté d'accident visible.

Baumès, puis Colles ont montré depuis longtemps qu'un enfant syphilitique, né d'une femme en apparence indemne de la maladie, ne contamine jamais sa mère. On connaît ce fait d'observation sous le nom de loi de Baumès-Colles. Cette loi, analogue à la loi de Profeta, a pour conséquence qu'on peut toujours laisser une femme donner le sein à son enfant syphilitique; elle ne risquera jamais de prendre un chancre du sein. La seule explication possible est que la mère est déjà en puissance de syphilis, maladie qui ne récidive pas [1]. Si l'on admet cette explication (et il n'y en a pas d'autre, et Fournier l'admet complètement), il faut bien conclure que la syphilis de l'enfant est toujours d'origine maternelle et il est inutile d'aller chercher des hypothèses en contradiction avec tous les faits bactériologiques connus.

Autre constatation parlant dans le même sens : la recherche de la séro-réaction chez les mères des hérédosyphilitiques donne à peu près le même chiffre quand la syphilis de la mère est ignorée, ne s'est

---

1. Sauf dans des cas exceptionnels connus sous le nom de *syphilis binaires*, dont on compte les observations, et dans lesquels la récidive ne se voit en tout cas que longtemps après la première contamination, et après un traitement prolongé ayant procuré une guérison absolue.

accompagnée d'aucun accident connu, et est restée latente (71,1 p. 100) que quand elle est connue avec symptômes manifestes (71,33 p. 100), d'après Ch. Leroux et R. Labbé[1]. La séro-réaction chez le père a été positive seulement dans 42,1 p. 100 des cas. De tels chiffres sont bien faits pour emporter la conviction. Aussi ces auteurs, bien qu'admettant la doctrine de la syphilis conceptionnelle comme un fait acquis qu'ils ne discutent même pas, arrivent cependant à cette conclusion qui est la nôtre : « Il ne paraît pas démontré qu'un père puisse donner à l'enfant des manifestations d'hérédosyphilis en nature et virulente sans que la mère ait été infectée... La syphilis paternelle agit peut-être sur l'enfant sans que la mère ait été touchée, mais uniquement pour lui donner (à lui l'enfant) des manifestations parasyphilitiques ».

Enfin une troisième preuve que la mère prétendue saine d'un enfant né atteint de syphilis virulente est en réalité elle-même syphilitique, c'est qu'elle est susceptible de présenter ultérieurement des accidents tertiaires, bien que l'accident primaire et les accidents secondaires n'aient pas été constatés. Mon regretté ami Charrier a publié un beau cas de ce genre : une jeune fille est mariée à un homme qui avait eu un chancre induré quatre mois auparavant et était atteint d'accidents secondaires au moment où il féconda sa femme. Elle accoucha d'une enfant qui au quinzième jour de sa naissance

---

1. Les séro-réactions ont été faites à l'Institut Pasteur par M. Levatidi qui ignorait l'origine du sang examiné. On peut dire que la statistique de Leroux et Labbé a été recueillie dans les conditions les meilleures pour connaître la vérité.

commença à présenter des plaques muqueuses anales et vulvaires typiques et qu'elle nourrit quinze mois. Observée pendant six ans, la mère ne cessa pas de se bien porter, mais au bout de six ans elle eut une gomme syphilitique du coude qui guérit par le traitement antisyphilitique. Et Charrier conclut qu'il faut admettre la proposition suivante : *Pas de syphilis congénitale de l'enfant sans syphilis de la mère*. On peut ajouter comme corollaires : *Il n'y a pas d'hérédité syphilitique paternelle exclusive*, et *Il n'y a pas de syphilis conceptionnelle*.

En somme l'hérédité syphilitique ne présente rien d'étrange, ni d'exceptionnel. Elle rentre dans le cas de l'hérédité morbide la plus vulgaire. Si son étude présente un haut intérêt, ce n'est pas au point de vue doctrinal, elle ne nous apprend rien à ce point de vue que ne puissent nous apprendre aussi pour l'étude de l'hérédité les autres maladies parasitaires. C'est au point de vue pratique que l'étude de l'hérédité syphilitique est importante, à cause de la fréquence de de la maladie, à cause de son influence néfaste sur la progéniture, et aussi à cause du pouvoir très grand qu'a le médecin d'atténuer ses méfaits grâce à l'efficacité du traitement antisyphilitique avant et pendant la grossesse.

Pian.

Le pian est une maladie des pays chauds se manifestant par des excroissances cutanées assez semblables à certaines végétations syphilitiques. Il a pour agent un tréponème (Treponema pallidula) voisin du tréponème de la syphilis (*Treponema pallida*). Les deux maladies sont assez voisines pour que le macaque inoculé de pian devienne réfractaire à la syphilis (Nattan-Larrier). Mais il n'en est pas de même dans l'espèce humaine, laquelle est plus sensible à l'une et à l'autre maladie. Dans l'espèce humaine, le pian ne vaccine pas contre la syphilis ni la syphilis contre le pian.

Contrairement à la syphilis le pian ne paraît pas produire de localisations viscérales profondes. La maladie reste cutanée. Aussi, malgré l'analogie très grande de l'agent parasitaire, le pian, au point de vue héréditaire, se comporte tout autrement que la syphilis. L'enfant naît sain. Il n'est même pas immunisé car il est facilement contaminé par la mère peu après la naissance. Le placenta étant indemne, la maladie n'est pas transmise. Elle est peu toxique, par suite les humeurs sont peu modifiées, et il n'y a pas filtration à travers le placenta de substances d'origine morbide, par suite, il n'y a pas transmission héréditaire de toxines, ni d'immunité.

Paludisme.

Maladie chronique à protozoaire comme la syphilis et le pian, le paludisme mérite d'être rapproché de ces deux maladies. Laffont (*l'Obstétrique*, 1911) a fait une étude consciencieuse de l'hérédité du paludisme. La transmission de l'hématozoaire du paludisme de la mère au fœtus n'est pas fatale, et les formes les plus graves du paludisme ne sont pas celles qui se transmettent le plus ; l'apparition d'accès paludéens même bénins dans le dernier tiers de la grossesse favorise particulièrement la transmission du parasite. Celui-ci a pu être décelé chez l'embryon et le fœtus. Laffont en a réuni 17 observations convaincantes.

Comme la syphilis, le paludisme héréditaire peut rester latent quelque temps, quelquefois plusieurs mois.

On n'observe pas dans le placenta des nouveau-nés paludéens de lésions particulières, en sorte qu'on ne sait encore comment se fait la transmission de la mère au fœtus.

CHAPITRE XI

Hérédité du Cancer.

Nous sommes aussi mal renseignés sur l'hérédité du cancer que sur la nature même de cette maladie. Les statistiques arrivent à des résultats peu concluants. Cas exceptionnels de répétition du cancer dans une même famille.

Cancer.

C'est une idée très répandue que le cancer est une maladie héréditaire, et bien des parents hésitent à donner leur enfant en mariage à un fils ou à une fille de cancéreux, pensant que celui-ci ou celle-ci sont menacés de la même terrible maladie. En fait, on voit assez souvent mourir de cancer entre 30 et 60 ans (c'est l'âge de prédilection du cancer, 40 à 60 ans chez l'homme, 30 à 50 chez la femme) des personnes dont soit le père, soit la mère, soit un ou plusieurs ascendants ou collatéraux sont morts de cette maladie. Mais cette coïncidence est peu étonnante, étant donnée la fréquence du cancer à partir de l'âge mûr. Il y a peu de familles exemptes de cancer, et peu de personnes qui n'aient à regretter la perte d'un parent du fait de cette maladie. Il s'agit seulement de savoir si le cancer est notablement plus fréquent chez les descendants de cancéreux que chez les autres. Malheureusement, l'échec retentissant des vastes enquêtes hollandaise, allemande, hongroise et danoise sur le cancer a montré à quelles absurdités peuvent aboutir des statistiques faites à ce sujet sur interrogatoire des malades, ou même sur interrogatoire des médecins. Les résultats se sont trouvés en telle contradiction avec les documents fournis d'autre part par les pièces d'état civil qu'il a bien fallu conclure que tant de labeur avait été dépensé en pure perte[1]. Il faut se contenter du résultat d'enquêtes plus limitées comme nombre de cas, mais plus précises et portant exclusivement sur le point de vue hérédité. Ainsi le dépouillement des registres de mortalité de la ville de Stuttgart a montré que les père et mère de sujets décédés par cancer avaient eux-mêmes succombé au cancer dans la proportion de 40 p. 1000. Les beaux-pères et belles-mères des mêmes sujets, par conséquent non unis à eux par le sang, avaient succombé à la même maladie dans la proportion de 39 p. 1.000. La différence est trop minime pour qu'on puisse attribuer une action à l'hérédité. A Londres, Bashford a trouvé que les pères de ses malades cancéreux avaient succombé au cancer dans la proportion de 1 sur 11,5 et les mères dans la proportion de 1 sur 5,8. Ces proportions sont assez voisines de celles relevées dans l'état civil pour la mortalité des sujets de plus de 35 ans, qui sont de 1 pour 11 (hommes) et 1 pour 8 (femmes). Aussi Bashford conclut que l'hérédité du cancer ne se manifeste pas de façon apparente. Le même auteur

1. Voir *Semaine médicale* 1902, p. 297-302 et 313-318 et 1909 p. 64-65.

a suivi pendant plusieurs générations la descendance de souris cancéreuses unies à des sujets indemnes, de façon à obtenir des séries suffisamment nombreuses de sujets ayant des ascendants cancéreux dans les proportions de 1 sur 2, 1 sur 4, 1 sur 8, 1 sur 16. Il a vu que le cancer n'apparaissait pas plus fréquemment dans les premières séries que dans les dernières et conclut que l'hérédité du cancer ne mérite pas créance.

Mais à ces constatations il est possible d'en opposer d'autres qui plaident en sens inverse. Ainsi dans ce même relevé de l'état civil de Stuttgart, les mêmes auteurs, en considérant, non plus les pères et mères, beaux-pères et belles-mères, mais les frères et sœurs, beaux-frères et belles-sœurs, trouvent que les premiers ont une mortalité par cancer de 39 p. 1.000, et les seconds de 31 pour 1.000. Sans être assez forte pour entraîner la conviction, la différence est cependant assez sensible pour plaider en faveur d'une certaine influence de l'hérédité collatérale dans le cancer. Dans la petite ville suédoise de Vikör, le relevé des statistiques montre 94 décès par cancer sur 1.000 chez les parents des cancéreux, et 110 décès par cancer sur 1.000 chez les frères et sœurs des cancéreux, au lieu de 91 décès par cancer sur 1.000 dans la population totale. On retrouve donc la même influence de l'hérédité collatérale, mais bien peu marquée. En somme les études de pathologie humaine ne permettent pas de conclure à une influence sensible de l'hérédité dans le cancer.

Au point de vue du cancer des souris, on arrive à la même incertitude, car Tizzer à publié des résultats contraires à ceux de Bashford relatés ci-dessus.

Tizzer a étudié la descendance d'une souris cancéreuse unie à une souris non cancéreuse, et a suivi les générations obtenues par l'union de leurs descendants entre eux. Parmi ces 98 descendants, 20 moururent de cancer. En classant à part ceux qui avaient les deux parents, ou un seul parent, ou aucun parent mort lui-même de cancer, il obtient les chiffres suivants : deux parents morts de cancer, 1 seul rejeton, 0 cancer ; un seul parent mort de cancer, 29 rejetons, 11 cancers ; aucun parent mort de cancer, 68 rejetons, 9 cancers. La première classe est trop peu nombreuse pour être retenue, mais la seconde donne 38 p. 100 de cancer, tandis que la troisième ne donne que 13 p. 100. La disposition au cancer serait donc trois fois plus forte chez les fils et filles de cancéreux que chez les enfants de non cancéreux. Mais ces expériences méritent d'être reprises sur une plus vaste échelle.

Braunan, analysant 2.000 décès d'une société d'assurances sur la vie note que sur 56 assurés ayant eu un décès par cancer dans leur famille, un seul (1,79 p. 100) est mort de cancer, tandis que, sur les 1.944 autres sur lesquels on n'avait pas ce renseignement, 67 (3,45 p. 100) sont morts de cancer. Mais la proportion respective des deux séries montre que beaucoup de personnes attribuées à la seconde auraient, si les renseignements avaient été plus précis, fait partie de la première.

Un grand nombre d'auteurs ont relevé, chez les cancéreux qu'ils observaient, la proportion de ceux dans la famille desquels on trouvait un cancéreux. Les chiffres varient entre 9 et 20 p. 100, avec une moyenne de 13 p. 100. Mais Snow ayant fait la même enquête pour des non cancéreux trouve pour eux 18 p. 100 tandis que pour des cancéreux seulement 15,7 p. 100. Gueïnatz arrive aux chiffres de 8,6 p. 100 pour des cancéreux, et de 11,6 p. 100 pour des non cancéreux. Loin d'être héréditaire, les cancer serait donc un peu moins fréquent dans les familles des cancéreux que dans celles des non cancéreux.

Enfin, on cite trois observations (Friedreich, Lebert et Peabody) où on aurait trouvé des noyaux cancéreux dans les organes de fœtus de femmes enceintes morts de cancer. Il s'agirait alors de greffe directe, faits bien différents de l'hérédité habituellement envisagée.

En somme, dans cette question de l'hérédité du cancer, nous ne disposons pas de documents permettant d'émettre une opinion motivée. Nous nous trouvons en présence de la même impuissance que pour la nature du cancer, la contagiosité du cancer, et son traitement. Le cancer est vraiment l'affection pour laquelle les médecins sont obligés d'avouer très humblement leur complète ignorance. Pour toutes les autres maladies, les derniers cent ans ont vu de merveilleux progrès. Pour le cancer nous restons aussi peu avancés qu'à l'époque d'Hippocrate, et les méthodes nouvelles, radiothérapie, radiumthérapie, radiumémanation, si actives qu'elles soient, permettent à peine de suspendre quelque temps l'invasion des tissus par le terrible mal.

Dans ces conditions, il serait bien risqué de vouloir séparer deux jeunes gens que l'amour appelle à s'unir en invoquant une douteuse possibilité de cancer, si l'un des deux a perdu son père ou sa

mère de cette affection. Nous ne savons pas s'il a
réellement plus de chances d'en être atteint que son
futur partenaire, issu de parents indemnes. Pour
ma part je me refuse à déconseiller un mariage
pour raison de cancer des parents, et je ne me croi-
rais autorisé à faire des réserves que vis-à-vis des
très rares familles frappées par le cancer sur de
nombreux membres à plusieurs générations suc-

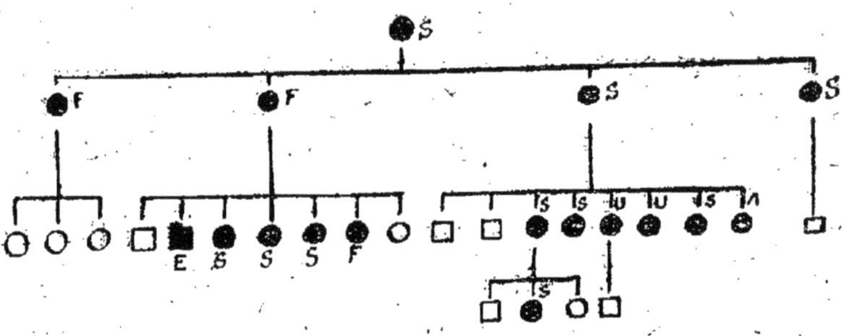

Fig. 6. — Multiplicité de cas de cancer dans une même famille (P. Broca.)
(S, cancer du sein ; F, cancer du foie ;
E, cancer de l'estomac ; U, cancer de l'utérus ; A, cancer de l'abdomen.)

cessives. Telle la famille citée par P. Broca qui
sur 30 personnes en comptait 17 morts de cancer
(fig. 6). Dans certaines *fratries* de cette famille, il
est mort de cancer 4 frères et sœurs sur 4, 5 sur 7,
6 sur 8. A part ces faits très exceptionnels, il n'y
a pas lieu de tenir compte du cancer au point de vue
de l'hérédité morbide.

CHAPITRE XII

Hérédité des Maladies locales.

Mutilations: elles ne sont pas héréditaires.
Maladies d'organes : maladies du foie, maladies des reins,
maladies du cœur, maladies pulmonaires, maladies du tube
digestif, maladies des os, maladies des organes des sens.

Nous avons jusqu'ici envisagé uniquement la transmissibilité des maladies générales, frappant d'ensemble tout l'organisme. Mais beaucoup de maladies
sont limitées à un seul organe : maladies du cœur,
maladies du foie, maladies du cerveau par exemple.
En fait, la solidarité des différentes parties de l'organisme est telle chez les animaux supérieurs
qu'une altération locale ne va jamais sans entraîner
sur l'ensemble de l'organisme une certaine réper-
cussion. Est-elle susceptible d'atteindre aussi la
descendance ? C'est ce que nous avons à examiner.

1° *Mutilations.*

Le cas le plus simple est celui de l'amputation
d'un membre. Là les faits sont très nets. Les amputés
des membres, hommes ou femmes, donnent naissance à des enfants normaux. Des milliers d'obser-

vations le montrent. Les enfants de père ou de mère amputé d'un membre, non seulement naissent avec ce membre normalement conformé, mais encore n'ont aucune faiblesse, aucun trouble quelconque dans ce membre, ou ailleurs.

Je connais une seule observation contraire à cette règle si souvent vérifiée. Le D' Gaveau a publié une observation qu'il intitule : « Un cas de transmission héréditaire de mutilation acquise : amputation congénitale chez un nouveau-né ». Il s'agit d'un nourrisson qui naquit avec une jambe droite sectionnée un peu au-dessus du tiers supérieur et se terminant par un moignon rudimentaire qui ne rappelait nullement la forme d'un pied. En outre, au pied gauche, un orteil était absent. Or, le père de cet enfant avait eu, trois ans auparavant, à la suite d'une chute, une fracture ouverte du pied droit. Le foyer de fracture s'étant infecté, l'amputation fut jugée nécessaire et l'amputation fut pratiquée au tiers moyen de la jambe droite. Admettons que cette observation soit démonstrative. Elle resterait tellement exceptionnelle qu'il n'y aurait pas lieu d'en tenir compte dans la pratique. Une mauvaise chance sur plusieurs milliers de bonnes chances ne vaut pas d'être retenue. En réalité, l'observation, si on la reprend avec plus de détails, n'est pas démonstrative. En effet, il est noté que le père était saturnin, et avait eu à trois reprises des coliques de plomb. On sait que le saturnisme des parents, nous l'avons vu plus haut page 89, nuit gravement à la descendance et est un provocateur actif de maladies fœtales. En fait, la mère avait commencé par avoir rois fausses couches à un mois et demi et à trois mois, puis un enfant bien portant. La malformation du cinquième enfant peut être attribuée à l'intoxication saturnine au même degré que la mort *in-utero* des trois premiers, antérieure à la mutilation paternelle. C'est d'autant plus vraisemblable que cette amputation congénitale du tiers supérieur de la jambe, terminée par un rudiment de membre, rappelle singulièrement les amputations congénitales par maladies de l'œuf. Enfin sa coïncidence avec une autre malformation, l'absence d'un orteil à l'autre pied, pied répondant au pied resté intact chez le père, fait penser qu'il y avait aux deux malformations une cause commune, qui peut être le saturnisme paternel, mais ne peut être la mutilation limitée au membre inférieur droit. Certes, la coïncidence chez le père et chez l'enfant de deux mutilations ayant à peu près la même localisation est tout à fait curieuse et valait d'être signalée mais nous pensons qu'il s'agit d'une coïncidence exceptionnelle. En fait, un amputé donne toujours naissance à des enfants munis de leurs quatre membres; les amputations congénitales ne sont pas plus fréquentes chez les enfants d'amputés que chez les enfants de sujets complets; nos glorieux amputés de la guerre libératrice peuvent et doivent contribuer à la conservation de notre race et en seront parmi les meilleurs ouvriers.

Examinons maintenant, non plus les amputés, mais les *mutilés des membres ou de la face*, ceux qui, sans avoir subi l'amputation, portent de vastes cicatrices, des brides fibreuses, des ankyloses, des scléroses et des atrophies musculaires, des paralysies par section ou compression des nerfs, ou encore des suppurations persistantes, des fistules intarissables, comme on en observe trop souvent à la suite des blessures osseuses de guerre, qui persistent malgré des interventions chirurgicales répétées, malgré des grattages d'os, des ablations d'esquilles, des résections d'ostéite, etc., et, malgré les soins plus divers. Si je classe à part les suppurations persistantes c'est qu'on oppose souvent ces cas aux mutilations simples en les considérant comme plus susceptibles de retentissement sur la descendance. On admet que les mutilations sanglantes répétées pendant de très nombreuses générations n'ont amené aucune modification dans les descendances : la circoncision, appliquée chez tous les mâles musulmans depuis Mahomet (dix siècles) et chez tous les mâles israélites depuis Moïse (peut-être trente ou quarante siècles) n'empêche pas Musulmans et Israélites de naître avec un prépuce, comme tout le monde ; en Abyssinie où elle est pratiquée dans certaines tribus depuis un temps immémorial sur les deux sexes, les petites filles subissant la résection des petites lèvres, cette hérédité double longtemps prolongée n'a amené aucune modification. Les mutilations des dents, des lèvres, des oreilles, les cicatrices de la face que pratiquent de nombreuses populations sauvages n'ont montré aucune tendance à l'hérédité. Les quelques Chinoises qui laissent aujourd'hui leurs pieds se développer naturellement ne se ressentent nullement des compressions qu'ont subies, pendant des vies entières, les pieds de leurs mères et grand'mères. Les races de chiens ratiers dont on coupe dans les deux sexes la queue et les oreilles continuent à fournir des nouveau-nés munis de ces appendices. Oui, dit-on, c'est vrai; mais les suppurations prolongées pourraient avoir un effet autre. On trouve toujours rapportés à l'appui de cette conception les deux mêmes faits : une vache avait perdu une corne et une fistule suppurante subsistait à la place de la corne absente; elle donna naissance à un veau à qui manquait la corne du même côté. Second fait : un homme avait perdu l'œil gauche par abcès de l'orbite; il donna naissance à deux fils qui avaient tous deux l'œil gauche plus petit que le droit. En admettant que ces deux faits soient exacts, en faisant abstraction de l'objection qu'on pourrait faire que les suppurations se localisent volontiers sur des organes congénitalement malformés et que peut-être c'est une malformation congénitale qui a été héritée et non une mutilation accidentelle, il n'en resterait pas moins que de tels faits sont tout à fait exceptionnels et qu'il n'y a guère lieu d'en tenir compte en pratique. Si un poilu revient près de sa femme porteur d'une fistule osseuse, je considère qu'il n'y aurait pas lieu, en s'appuyant sur ces deux faits, de lui recommander de se garder de faire un enfant à sa femme. Il y a toute chance pour que l'enfant naisse normalement conformé.

A plus forte raison quand il s'agit de lésions complètement cicatrisées si déformantes soient-elles. On cite cependant un cas de Blumenbach : une femme dont le petit doigt avait été écrasé eut plusieurs enfants chez lesquels ce petit doigt était déformé. A ce fait unique, sinon d'hérédité d'une mutilation accidentelle, du moins de déformation des enfants consécutive à une mutilation de la mère, on peut opposer des milliers de faits négatifs qui annihilent en pratique la valeur de ce fait unique. En particulier, les blessures qui défigurent la face ne risquent aucunement de retentir sur la physionomie des enfants à naître. Ceux-ci, s'ils ressemblent au père, seront tels qu'il était avant la blessure, et non tels que l'a laissé la cicatrisation de ses honorables plaies.

En pratique, il est permis d'affirmer avec la plus grande sécurité que *les lésions traumatiques ne se transmettent pas héréditairement.*

2° *Lésions des organes internes.*

La question est plus complexe lorsqu'il s'agit de maladies locales frappant ceux des organes internes dont l'intégrité est indispensable à la conservation de la santé générale. Quand il s'agit de l'ablation d'un organe pair, susceptible d'être suppléé par son congénère, aucune conséquence n'en résulte ; ainsi, l'ablation d'un rein [1], celle d'un testicule ou d'un ovaire, celle d'un sein, n'ont aucune influence sur la descendance ultérieure. Massin a pratiqué l'ablation de la rate sur deux lapins, mâle et femelle. Les produits de ce couple auraient eu pendant plusieurs générations une rate plus petite que la nor-

1. Rafin (*Lyon médical*, CXIII, p. 199, 1er août 1909) a rapporté les observations de cinq femmes à qui il avait dû pratiquer l'ablation d'un rein atteint de tuberculose rénale, et qui, mariées ultérieurement, menèrent à bien neuf grossesses, dont plusieurs dans l'année même qui suivit l'opératton ; les enfants étaient tout à fait normaux ; un seul mourut à 15 mois de méningite tuberculeuse.

male. Mais M. Delamare, ayant répété l'expérience de Massin, n'a trouvé rien d'anormal dans la descendance. C'est que les fonctions de la rate peuvent être suppléées par d'autres organes (moelle osseuse, ganglions) formés de tissus analogues.

De même, Langlois ayant enlevé une capsule surrénale à des lapins mâle et femelle, n'a constaté rien de particulier chez les petits nés de ce couple. C'est que la seconde capsule subsistante suffisait à entretenir la fonction.

Au contraire, quand tout un système fonctionnel est assez sérieusement altéré pour troubler la fonction qui en dépend, la santé de l'organisme maternel se trouve profondément entravée, et le fœtus en subit le contre-coup. Quand les deux reins sont atteints de néphrite (et il est rare que les néphrites soient complètement unilatérales), le sang maternel se trouve chargé de poisons, et, comme nous l'avons vu plus haut au chapitre Intoxications (page 93), les toxiques passent dans le sang fœtal, et altèrent les organes fœtaux. D'après les constatations de M. Nattan-Larrier, tous les tissus nobles subissent le résultat de l'imprégnation par les toxiques. Le foie est le plus atteint parce que cet organe se trouve sur le trajet de la veine ombilicale, voie de pénétration du sang dans l'organisme fœtal. Il n'y aurait, d'après Charrin et Nattan-Larrier, aucune électivité sur le tissu fœtal correspondant au tissu maternel primitivement altéré.

Quelques années plus tard, Charrin, en collaboration avec un autre de ses élèves, Delamare, est revenu sur cette opinion, et a cru pouvoir démontrer une certaine relation entre les lésions des organes maternels, et celles des organes correspondants du fœtus. Quand le foie maternel est malade, le foie serait chez le fœtus l'organe spécialement atteint. De même à un moindre degré pour le rein. Quand le foie, le rein de la mère sont lésés, il se forme, explique Charrin, dans l'organisme maternel, des *lysines*, c'est-à-dire des substances capables de dissoudre les cellules altérées et de provoquer leur résorption. Ces lysines sont spécifiques, c'est-à-dire qu'à chaque espèce de cellules correspond une lysine particulière. Quand le foie est altéré, l'organisme réagirait en formant une *hépatolysine*, quand le rein est malade, le sang contiendrait une *néphrolysine*, etc. Ces lysines passant à travers le placenta iraient dans l'organisme fœtal porter particulièrement leur action sur l'organe fœtal correspondant. Pour mettre en lumière ce mécanisme, les expériences consistant à enlever simplement l'organe maternel n'ont plus aucune valeur. Il faut le détruire sur place, le broyer et en laisser les débris en place. En agissant ainsi pour le foie et pour le rein, Charrin et Delamare ont constaté qu'en broyant une portion du foie maternel, on provoque des altérations fœtales portant surtout sur le foie ; en broyant un rein, après avoir enlevé l'autre, on provoque aussi des altérations électives des reins fœtaux, moins électives toutefois que dans le cas du foie.

Cette intéressante conception de Charrin et Delamare a pour but d'expliquer certains faits où des lésions du foie, des lésions du rein, ont paru héréditaires. Elle s'appliquerait au cas de lésions acquises, de lésions accidentelles maternelles, tandis

que la théorie de la débilité primitive familiale
d'un tissu quelconque, telle que je l'ai exposée dans
mon livre des maladies familiales et qui est devenue
depuis classique pour expliquer l'hérédité de nombreuses maladies viscérales locales, ne s'applique
qu'aux cas familiaux, rentrant dans le cadre de l'hérédité ancestrale. Peut-être la théorie de la transmission des lysines renferme-t-elle une parcelle de
vérité. Toutefois si on suit dans le détail les expériences relatées dans la thèse de Delamare, on voit
que la prédominance des lésions sur un des organes
fœtaux n'est frappante que quand il s'agit du foie,
mais alors elle s'explique par la situation de cet
organe sur la veine ombilicale. Elle est beaucoup
moins nette, de l'aveu des expérimentateurs, quand
il s'agit des reins. Pour obtenir ces lésions rénales,
il faut des altérations si graves des reins maternels
que la mort s'en suit rapidement. Dans de tels cas,
le fœtus souffre comme la mère elle-même, tous les
organes de l'un et de l'autre sont plus ou moins
altérés. Dans les expériences de Charrin et Déla-
mare, mère et fœtus mouraient rapidement tous.
Il est certain que dans ces conditions les organes
sont tous fortement altérés. Toutefois, MM. Le Play
et Corpechot, plus heureux, ont pu montrer la transmission héréditaire des lésions causées par les
néphrolysines.

Nous allons du reste passer en revue les princi-
pales maladies viscérales localisées et voir ce que
nous enseigne la clinique relativement à la façon
dont elles se comportent au point de vue de leur
hérédité.

A. — Maladies de foie.

La tendance familiale aux maladies de foie est un fait bien établi. Dans certaines familles, la plupart des membres de la famille ont le teint jaune, sont sujets aux jaunisses, aux diarrhées bilieuses, aux vomissements bilieux. A l'occasion de maladies infectieuses aiguës ou d'intoxications, ils font facilement des localisations hépatiques. Cette *débilité hépatique* se traduit souvent par un état particulier du sérum sanguin, dont la teinte jaune est plus foncée que chez les sujets normaux. Cela tient à la présence de pigments biliaires dans le sérum (cholémie familiale).

Dans certaines familles, la disposition hépatique familiale est plus circonscrite et se manifeste par une forme bien spécifiée de maladie de foie ayant nettement le caractère de maladie familiale ; on a décrit : l'ictère familial avec mégalhépatie et mégalosplénie, la cirrhose biliaire congénitale familiale, l'ictère grave familial des nouveau-nés, l'hépatite familiale juvénile avec dégénérescence du corps strié cérébral, etc. Il s'agit incontestablement dans tous ces faits d'hérédité ancestrale. Ce sont là des maladies rares.

Fréquente au contraire est la *lithiase biliaire* se manifestant par des coliques hépatiques ou restant indéfiniment silencieuse. On sait que chez les vieilles femmes, on trouve des calculs biliaires dans la vésicule une fois sur deux ou trois autopsies. La proportion est moins élevée chez l'homme, mais reste encore notable. Cette différence entre les sexes tient vraisemblablement à l'action de la grossesse pendant laquelle la proportion de cholestérine augmente dans le sang et la bile. On sait que les calculs biliaires sont formés presque exclusivement de cholestérine précipitée.

Bouchard a étudié l'hérédité de la lithiase biliaire. Il ne considère pas que la maladie soit par elle-même héréditaire, mais elle fait partie du groupe des maladies par ralentissement de la nutrition qui se voient avec grande fréquence dans les familles dites arthritiques.

Gilbert, en montrant qu'une des causes de la lithiase biliaire est l'invasion de la vésicule biliaire par des microbes, a quelque peu battu en brèche la conception de Bouchard. En fait, on voit souvent la lithiase biliaire suivre des infections d'origine intestinale. Très souvent les premières crises de colique hépatique se déclarent peu de temps après la guérison d'une fièvre typhoïde, d'une fièvre paratyphoïde, d'un embarras gastro-intestinal fébrile, d'une infection intestinale quelconque.

MM. Chauffard et Grigaud, en nous apprenant à doser la cholestérine dans le sang, nous ont appris que l'hypercholestérinémie peut exister à un haut degré sans que la lithiase biliaire en résulte. Mais on comprend que la précipitation lithiasique provoquée par l'infection de la vésicule se produise avec plus de facilité et plus d'intensité quand la cholestérine augmente dans le sang comme cela arrive pendant la grossesse.

Aussi la lithiase biliaire est fréquente chez les femmes qui ont eu des grossesses répétées.

Quelle influence la lithiase biliaire a-t-elle sur le fœtus? On n'en note aucune. Les dernier-nés de nombreuses familles n'y paraissent pas plus prédis-posés que les premier-nés. La lithiase biliaire ne paraît pas héréditaire par elle-même, ce qui l'est c'est la débilité hépatique, la cholémie familiale, la tendance familiale à l'hypercholestérinémie, toutes causes favorisantes de la lithiase biliaire.

B. — Maladies des reins.

Outre la débilité rénale familiale bien mise en lumière par M. Castaigne, le rein peut être touché par des maladies à caractère nettement familial : on a décrit l'albuminurie essentielle familiale, l'hémo-globinurie essentielle familiale, l'alcaptonurie fami-liale.

En ce qui concerne l'hérédité des maladies rénales, non plus ancestrales, mais acquises, nous avons vu les conceptions différentes de Charrin et Nattan-Larrier et de Charrin et Delamare. Pour nous, nous conclurons avec Nattan-Larrier que les altérations rénales de la mère peuvent provoquer, par rétention de toxiques et passage de ces toxiques à travers le placenta, des lésions d'organes chez le fœtus, mais sans localisation élective nette sur le tissu rénal. L'intéressante conception des néphro-lysines ne semble pas vérifiée par l'observation cli-nique.

C. — **Maladies de cœur.**

On a cité quelques cas de *malformations cardia-ques familiales*. Ce sont des faits très rares. Beau-coup plus souvent les malformations congénitales du cœur sont le résultat d'infections fœtales, avec ou sans endocardite fœtale, dues à des infections aiguës propagées de la mère à l'enfant ou à la syphilis.

Les maladies de cœur de la femme enceinte pro-voquent des troubles de la circulation et de la res-piration qui sont susceptibles de gêner fortement le développement du fœtus et de l'intoxiquer tant par oxygénation insuffisante que par rétention dans le sang maternel de toxiques du fait de la circulation déficiente dans le rein, le foie et les divers organes. L'enfant peut donc naître débile et affaibli. Mais il n'y a pas d'hérédité directe des maladies de cœur.

D. — **Maladies pulmonaires.**

On peut dire la même chose des maladies des poumons (emphysème, sclérose pulmonaire, dilata-tion des bronches). Quant à la tuberculose pulmo-naire, qui est la plus fréquente de beaucoup des maladies du poumon et qui est souvent à l'origine des autres affections pulmonaires, nous ne revenons pas sur ce que nous en avons dit au chapitre *Tuber-culose.*

Pour ce qui concerne la prédisposition aux affec-tions pulmonaires en général chez les descendants de parents bronchitiques ou pleurétiques, nous trouvons des documents précieux dans les relevés statistiques de Grunberg (*loc. cit.*). Il constate de nombreux cas d'affections pulmonaires chez les enfants de parents atteints de bronchite chronique au moment de la conception, ou ayant eu antérieurement des bronchites répétées ou des pleurésies. Si au contraire l'affection pulmonaire des parents n'est apparue qu'après la procréation, les rejetons restent dans leur enfance indemnes de toute affection pulmonaire. De même les parents atteints de tuberculose des os, ou de la peau, laissant cliniquement les poumons indemnes, n'engendrent qu'un nombre restreint de pulmonaires.

Les hérédopulmonaires, tuberculeux ou non, ont presque tous un thorax étroit, déprimé, inférieur aux exigences de l'organisme, porteur des omoplates en forme d'ailes déjà signalées par Hippocrate. Ce petit thorax témoigne du faible développement des poumons, et ce faible développement a pour conséquence une susceptibilité spéciale de ces organes.

Enfin on a signalé une hérédité de prédisposition pulmonaire en ce sens que dans certaines familles on verrait se répéter dans la suite des générations une même localisation du début de la tuberculose, au sommet gauche dans certaines familles, au sommet droit dans d'autres, avec électivité héréditaire dans certaines régions déterminées (région rétrosternoclaviculaire, région externe de la fosse sus-épineuse).

E. — Maladies du tube digestif.

J'ai eu maintes fois occasion de vérifier le pernicieux effet, sur les fonctions digestives de l'enfant,
de troubles digestifs présentés par la mère pendant
la grossesse. Il n'est pas question ici des vomissements de la grossesse, si fréquents, et qui sont un
témoignage d'intoxication gravidique, et non le
résultat d'altérations propres du tube digestif. Je
fais allusion à ces cas d'entérite muco-membraneuse
avec alternatives de constipation et de débacles
diarrhéiques, et avec troubles nerveux prenant parfois le pas sur les troubles digestifs. Quand une
grossesse survient chez une femme ainsi atteinte,
cette grossesse provoque le plus souvent une atténuation des troubles et une amélioration de l'état
général, mais l'enfant naît avec un tube digestif
fragile; il est sujet à de la diarrhée, à des vomissements revenant au moindre écart digestif, ou même
en l'absence de tout écart digestif. Quelques-uns
des enfants que j'ai pu suivre ainsi étaient fils de
confrères qui les ont couvés de soins, et j'avais la
certitude que leur alimentation était rationnelle-
ment réglée et constamment surveillée; un d'eux
est mort à cinq mois malgré l'affluence de toutes
les compétences de la faculté; deux autres qui
dépérissaient aux seins des meilleures nourrices
n'ont survécu que grâce à l'alimentation exclusive
pendant le premier semestre avec des bouillies de
malt, seul aliment supporté; ultérieurement, chez
la plupart de ces enfants, les digestions sont deve-

nues normales, mais tous sont des nerveux, quelques-uns ont eu dans leur enfance, ou même jusque dans l'adolescence, de l'incontinence d'urine. Les entérites chroniques de la mère m'ont en somme toujours paru avoir de déplorables conséquences sur le fonctionnement ultérieur du tube digestif du nourrisson.

Parlons maintenant de l'*appendicite*, affection qui n'a rien à voir avec l'entérite muco-membraneuse, sauf la confusion facilement faite de l'une à l'autre par ceux des médecins et chirurgiens qui ne se donnent pas la peine de continuer à s'instruire. Il est incontestable que les cas d'appendicite se répètent quelquefois chez les divers membres d'une même famille. On citerait facilement de nombreuses familles dont 3, 4, 6, 10 membres ont dû être opérés d'appendicite. Part faite de la contagion familiale de la phobie appendiculaire, la disposition familiale à l'appendicite reste indéniable. Il est très vraisemblable qu'elle est la conséquence de l'hérédité d'une conformation vicieuse de cet organe (malformation, coudure, rétrécissement) qui, en diminuant la lumière de sa cavité, en facilite l'infection et l'oblitération. Ce n'est pas l'infection ni l'oblitération appendiculaires qui sont héréditaires, mais la conformation qui facilite cette infection et cette oblitération.

F. — Maladies des os.

Bon nombre de maladies des os rentrent franchement dans le cadre des maladies familiales : telles la *dysostose cléido-crânienne héréditaire*, l'*achondroplasie*, les *exostoses ostéogéniques*, la *fragilité constitutionnelle des os avec sclérotiques bleues et surdité*, la *dysplasie périostale*. L'influence de l'hérédité est indéniable aussi dans la *luxation congénitale de la hanche* et nous avons expliqué (page 53) son mécanisme d'action. Les *pieds-bots congénitaux* peuvent reconnaître une cause semblable, mais, plus souvent, ils sont explicables, comme certaines incurvations plus rares des os des membres, par des *influences plastiques*, c'est-à-dire par des compressions subies dans l'utérus, soit du fait de contractures de ce muscle, soit du fait d'insuffisance du liquide amniotique, soit par développement incomplet de l'amnios. Les brides amniotiques peuvent aussi être l'origine de graves déviations morphologiques.

Le rachitisme est une maladie dans laquelle les influences incidentelles, en particulier l'alimentation vicieuse, l'absence d'aération, la mauvaise hygiène jouent un grand rôle. La syphilis héréditaire et les hérédodystrophies de tout genre y prédisposent certainement. Mon maître, M. Marfan, a mis ces points en lumière éclatante.

Les mauvaises conditions hygiéniques familiales contribuent certes beaucoup à causer les cas très fréquents de rachitisme se répétant chez tous les enfants d'une même famille. Il y a pourtant des cas où le rachitisme est si intense chez plusieurs frères et sœurs qu'il semble difficile de ne pas invoquer une influence prédisposante familiale. J'ai observé plusieurs cas de ce genre, mais le plus beau que je connaisse est celui dont MM. Claude et Camus ont publié les photographies, cinq frères et sœurs

atteints du rachitisme avec déformations intenses
et variées ayant persisté à l'âge adulte.

Je ne parle pas ici des troubles familiaux de croissance des os. Ils tiennent à des troubles familiaux
d'une ou plusieurs glandes endocrines qui seront
étudiés plus loin.

G. — Maladies des organes des sens.

Les affections de la *vue* et celles de *l'ouïe* sont
parmi celles qui ont été le plus étudiées au point
de vue de l'hérédité.

Les sourds-muets de naissance ne sont muets que
parce que, n'entendant pas parler, ils ne peuvent
éduquer leur centre cérébral de la parole. On peut
leur apprendre à parler comme on fait dans les institutions nationales des sourds-muets, mais n'entendant pas le timbre de leur voix, ils n'émettent
qu'un langage à timbre rauque et discordant.

La plupart des sourds de naissance le sont par
un défaut de développement portant sur l'appareil
auditif interne et les centres nerveux correspondants; ce défaut de développement est héréditaire
et se transmet dans les familles atteintes à la façon
d'un caractère mendélien régressif. Cela explique la
fréquence de la surdi-mutité congénitale dans la
progéniture issue des unions consanguines, sans
qu'il y ait, comme le voulait Hammerschlag,
influence directe de la consanguinité. Celle-ci ne
fait que rendre possible la manifestation de tendances héréditaires latentes. Dans ces cas, c'est
l'hérédité collatérale et discontinue qui se manifeste

surtout. On sait que quelques familles de la noblesse française ont été ainsi atteintes. L'affection est dans ce cas très comparable à la surdité due à une anomalie congénitale héréditaire de l'oreille interne qui a été étudiée chez les animaux. Il existe chez des chats à oreille externe et moyenne tout à fait normale et qui, par une curieuse corrélation, sont toujours des chats blancs ou à poil très peu pigmenté, avec des yeux bleus ou jaunes, une atrophie de l'oreille interne qui se transmet aux descendants selon les proportions mendéliennes caractérisant les caractères régressifs. De même chez les souris appelées « souris danseuses japonaises » existe une anomalie des canaux semi-circulaires se traduisant par un trouble de l'orientation leur donnant une démarche ondulée. Cette curieuse démarche s'hérite selon les proportions mendéliennes, à la façon des caractères régressifs, comme s'hérite l'anomalie de l'oreille interne dont elle n'est que la manifestation.

Dans les statistiques humaines les surdités congénitales héréditaires ancestrales se trouvent mêlées aux surdités congénitales reconnaissant une autre pathogénie (hérédosyphilis, etc.); aussi les chiffres obtenus diffèrent notablement des chiffres théoriques. Nous croyons néanmoins intéressant de relater les résultats obtenus.

Une enquête a été faite en Amérique par le Dr Fay[1] sur les mariages des sourds au point de vue de la surdité chez les enfants nés de ces

1. Fay F. A. Marriages of the Deaf in America. *Volta bureau U. S, A,* 1898, p. 527. — Schuster Edgar. Hereditary Deafness. *Biometrika,* IV, 1905-6, p. 465.

mariages. Les père et mère ont été classés en deux catégories, selon qu'il s'agissait de surdité congénitale (malformation du labyrinthe ou des centres nerveux) ou de surdité acquise (otite interne, otite moyenne, lésion acquise des centres nerveux). Les résultats en sont résumés dans le tableau suivant :

Mères : Pères :	SURDITÉ CONGÉNITALE	SURDITÉ NON CONGÉNITALE	AUDITÉ
Surdité congénitale	311 ménages. 184 enfants sourds. 480 entendants. °/₀ **27.71** sourds.	442 ménages. 66 enfants sourds. 831 entendants. °/₀ **7.35** sourds.	100 ménages. 27 enfants sourds. 247 entendants. °/₀ **9.85** sourds.
Surdité non congénitale	478 ménages. 72 enfants sourds. 767 entendants. °/₀ **8.58** sourds.	114 ménages. 68 enfants sourds. 1696 entendants. °/₀ **3.86** sourds.	234 ménages. 47 enfants sourds. 449 entendants. °/₀ **9.47** sourds.
Audité	84 ménages. 24 enfants sourds. 469 entendants. °/₀ **12.43** sourds.	153 ménages, 15 enfants sourds. 292 entendants. °/₀ **4.88** sourds.	(Chiffre approximatif d'après le recensement général américain)[1]. °/₀ **0.05** sourds.

On voit que les mariages entre deux sourds-nés donnent plus d'un quart d'enfants sourds, tandis que les mariages entre deux conjoints atteints de surdité acquise donnent un chiffre infiniment moindre 3,86 ; ce chiffre reste fort au-dessous, non seulement du mariage entre deux sourds-nés, 27.71, mais même de ceux des mariages entre un sourd-né et une entendante, 9.85, ou entre un entendant et une sourde-née, 12.43. Il est même à croire que ce chiffre, 3.86, se rapprocherait davantage encore du chiffre des mariages entre deux entendants, 0.05, si,

1. Ce recensement donne 659 sourds par million d'habitants, soit 0,0659 pour 100, mais si l'on en soustrait les sourds fils de sourds, on voit que la proportion 0/0 des sourds fils d'entendants est d'environ 0,05 pour 100 sujets.

parmi les causes de surdité acquise il n'y avait pas
à tenir compte de l'action de certaines maladies
transmissibles par hérédité ou par contagion des
parents aux enfants, la syphilis par exemple (dont
on connaît l'action néfaste sur les oreilles) ou la
tuberculose (origine d'otites suppurées chroniques).
On peut donc conclure que la surdité congénitale
est fortement héréditaire, tandis que la surdité
acquise ne l'est pas ou l'est seulement indirectement, par hérédité, non de la surdité elle-même,
mais de certaines influences susceptibles de la provoquer.

Un très grand nombre de *maladies de l'appareil
visuel* se présentent avec le caractère familial et
héréditaire. Leur variété est assez nombreuse pour
que j'aie dû leur consacrer un chapitre entier de
mon *Traité de Maladies Familiales,* et pour qu'un
auteur anglais, M. Nettleship leur ait spécialement
consacré d'importants ouvrages.

En dehors des affections des muscles de l'œil, qui
sont très analogues aux affections familiales des
muscles en général et qui peuvent du reste se com-
biner avec elles, et parmi lesquelles il faut citer *le
Ptosis familial* de Dutil, les *Ophtalmoplégies familiales* dont il existe des types très variés selon leur
localisation et leur combinaison avec d'autres troubles, le *Nystagmus familial essentiel,* le *Nystagmus
familial avec myoclonie* de Lenoble et Aubineau, on
observe des maladies familiales de la vision dues à
des lésions ou des troubles du nerf optique (*Atrophie
papillaire familiale. Névrite optique héréditaire* liée à
une malformation familiale des os du crâne, *Atrophie
optique héréditaire avec paraplégie spasmodique et*

incoordination ou maladie de Behr), ainsi que des maladies dues à la dégénérescence des cellules des centres optiques (*Idiotie amaurotique familiale* ou maladie de Tay-Sachs). Enfin les cas les plus intéressants concernant les maladies familiales qui frappent le globe même de l'œil : le *Microphtalmos congénital familial*, la *Cataracte congénitale progressive familiale*, la *Luxation congénitale familiale du cristallin*, la *Choriorétinite hérédofamiliale*, le *Leucome cornéen bilatéral congénital et familial*, les *Gliomes multiples familiaux de la rétine*, la *Dégénérescence familiale progressive de la région maculaire de la rétine*, la *Rétinite pigmentaire congénitale familiale* qu'il ne faut pas confondre avec la Rétinite pigmentaire hérédosyphilitique, laquelle peut, du fait de l'hérédité syphilitique, frapper plusieurs enfants d'une même famille, mais qui est inflammatoire, et non dégénérative comme la précédente, d'après les examens histologiques.

Il est enfin de curieux troubles familiaux de la vue sans lésions appréciables, telles l'*héméralopie familiale essentielle* et la *dyschromatopsie familiale*. Elles nous intéressent particulièrement parce que, comme, contrairement à beaucoup d'autres maladies familiales, elles ne gênent que peu la vie normale, n'altèrent pas la santé générale, et n'empêchent aucunement la reproduction, elles ont pu être suivies dans les familles atteintes pendant de nombreuses générations.

L'*héméralopie* ou cécité nocturne est un trouble curieux qui consiste en l'abolition absolue de la vision dans la demi-obscurité, tandis qu'elle est normale au jour ou à un bon éclairage. Truc, de

Montpellier, l'a suivi dans dix générations chez les descendants de Jean Nougaret; 2.137 de ces descendants comprennent 134 héméralopes. La transmission se fait avec les particularités des caractères mendéliens dominants, c'est-à-dire que l'hérédité est continue : la maladie, quand elle a épargné un sujet, ne reparaît plus dans la descendance de ce sujet; tout sujet atteint a soit son père, soit sa mère atteint; on note seulement 2 héméralopes sur 134 faisant exception à cette règle; quand les deux parents sont indemnes, la maladie ne reparaît pas chez les descendants, même si les deux parents sont consanguins.

La *dyschromatopsie* est l'impossibilité de distinguer certaines couleurs l'une de l'autre. La plus fréquente est la *dyschromatopsie* pour le rouge que les sujets confondent avec le gris ou le vert; on l'appelle *Daltonisme* parce que le physicien anglais Dalton en était atteint. Le daltonisme a pu être suivi pendant de nombreuses générations chez plusieurs familles. Les arbres généalogiques montrent qu'il réalise un type d'hérédité matriarcale telle que nous l'avons définie (voir plus haut page 45).

Les vices de réfraction des yeux, myopie et hypermétropie ne se développent le plus souvent que grâce à une prédisposition héréditaire. Lutz a pu dans certaines familles suivre la myopie se transmettant selon le mode propre aux caractères dominants. Mais le plus souvent l'influence héréditaire est balancée par les influences incidentelles; on sait que la lecture et l'écriture prolongées disposent à la myopie; on voit la myopie augmenter de fréquence chez les adolescents dans la mesure où augmentent les heures de classe. Par une surveillance appropriée, en empêchant l'enfant de s'habituer à regarder de près son livre ou son cahier, on est arrivé à réduire d'année en année la proportion des myopes dans un établissement scolaire, jusqu'à la diminuer des deux tiers (Ask, en Suède). De même en ce qui concerne l'intensité du vice de réfraction. C'est dire que dans ces cas les lois de l'hérédité de Galton-Naudin-Mendel ne s'appliquent qu'à correction, et que le coefficient correctif de Pearson devient très fort dans ce cas particulier.

On peut en dire autant du *strabisme*. Ginestous (de Bordeaux) a étudié avec soin les antécédents héréditaires de 200 enfants strabiques. De cette étude ressortent les points suivants :

Que le strabisme soit interne (170 cas) ou externe (30 cas) les résultats obtenus ne diffèrent pas.

On rencontre surtout dans les antécédents des strabiques l'alcoolisme, l'hystérie, l'originalité de caractère, le nervosisme, et plus rarement la folie caractérisée. Au contraire l'épilepsie, la syphilis (à l'inverse de ce qu'enseignent les syphiligraphes), la tuberculose et le strabisme lui-même sont rares, du moins chez les ascendants directs.

Voici du reste quelques chiffres : sur 200 cas, l'alcoolisme est noté 73 fois chez le père, 3 fois chez la mère ; l'hystérie 3 fois chez le père, 67 fois chez la mère ; l'originalité de caractère 31 fois chez le père, 8 fois chez la mère ; le nervosisme 48 fois chez le père, 61 fois chez la mère ; l'épilepsie 4 fois chez le père, 0 fois chez la mère ; la folie 14 fois chez le père, 5 fois chez la mère ; le suicide 4 fois chez le père, 0 fois chez la mère ; la chorée 0 fois chez le

père, 1 fois chez la mère; les affections organiques
du système nerveux (hémiplégie, paraplégie, méningite) 10 fois chez le père, 2 fois chez la mère; la
tuberculose pulmonaire 8 fois chez le père, 5 fois
chez la mère, chiffres bien minimes eu égard à la
grande fréquence de cette maladie; la syphilis 5 fois
chez le père, 2 fois chez la mère, chiffres également
ment tout à fait bas; le rhumatisme 3 fois et 1 fois;
le diabète 2 et 0; les vices de réfraction 7 et 12; le
strabisme lui-même, 8 et 11; les anomalies congénitales 0 et 0. En revanche le strabisme a été rencontré 30 fois chez des frères et sœurs, et des anomalies congénitales 11 fois.

Sur les sujets eux-mêmes, sur 50 strabiques chez
lesquels toutes les particularités signalées comme
stigmates de dégénérescence ont été recherchées
avec soin, le même auteur n'a rencontré avec
quelque fréquence que des anomalies très banales :
anomalies de forme du crâne 10 fois, de volume du
crâne 3, asymétrie faciale 8, prognathisme 2, anomalies de la voûte palatine 17, courbures rachidiennes 3, hernies 7, irrégularités d'implantation
des dents 8, cupules, sillons, taches dentaires 15,
dents d'Hutchinson 3, bec-de-lièvre 1, cryptorchidie 4, pied-bot 5, lobule de l'oreille adhérent 15,
anomalies du pavillon de l'oreille 8, kératite interstitielle 3, pigmentation du fond de l'œil 4, bégaiement ou blaisité 5, déficience intellectuelle 5, onanisme 5, névrose 28.

En somme, ce qui frappe le plus dans ces statistiques est la fréquence de l'alcoolisme paternel et
de la névrose chez les deux parents et chez le sujet
lui-même. Au contraire la syphilis chez les parents,

les stigmates hérédité syphilitique chez les sujets (dents d'Hutchinson, kératite interstitielle, rétinite pigmentaire) sont rares. Le strabisme ne paraît pas en général dû à l'hérédité syphilitique, mais à l'hérédité névropathique entraînant une anomalie de développement et de fonctionnement des centres de coordination motrice des yeux.

D'autre part, sur 645 enfants idiots du service de Bourneville à Bicêtre, M. Poulard a constaté 112 strabismes, soit 17 p. 100. Le même auteur, sur les enfants teigneux de Saint-Louis (qui peuvent être considérés comme normaux), ne trouve que 3 p. 100 de strabiques.

Sur 218 paralytiques généraux, Joffray trouve 5 p. 100 de strabiques, chiffre à peu près normal, et sur 310 aliénés non paralytiques généraux, 7 p. 100. Il y a donc une corrélation entre le strabisme et la folie, mais très faible et en rapport avec l'influence du nervosisme dans les deux cas.

CHAPITRE XIII

Hérédité des affections des glandes endocrines, des tempéraments et des diathèses.

Les sécrétions internes : chez un sujet en cours de croissance, elles ont une action des plus efficaces sur l'orientation du développement ; maladies des glandes à sécrétions internes et troubles du développement fœtal.

Les tempéraments et les diathèses sont dus à des états d'équilibres spéciaux des sécrétions internes et des réactions nutritives des tissus ; transmission de ces états à la descendance. Hérédité arthritique ; lithiases, goutte.

J'arrive à la question de l'hérédité des *affections des glandes endocrines*. Il s'agit là d'un sujet encore bien peu familier au grand public, et même encore assez mal connu de quelques médecins malgré la multitude des travaux récents et peut-être même à cause de cette multitude. C'est cependant une étude des plus intéressantes ; la connaissance des glandes endocrines et de leurs fonctions ouvre des aperçus étendus sur de vastes horizons, et permet une explication rationnelle de ce que la vieille médecine appelait les tempéraments et les diathèses. Ces tempéraments, ces diathèses, répondaient à des réalités, on le sentait, mais on n'avait jamais pu définir exactement leur nature ; il s'agissait plutôt d'un en-

semble d'impressions vagues que de faits médicaux bien classés. Actuellement, nous trouvons
dans la physiologie et la pathologie des glandes
endocrines un substratum à la distinction des divers
tempéraments ; nous savons comment le chaos
pourra être débrouillé; nous comprenons comment
se fait l'hérédité des divers tempéraments.

Sous le nom de *glandes endocrines*, ce qui veut
dire *glandes à sécrétion interne*, on réunit un certain nombre de petits organes (corps thyroïde, glandules parathyroïdes, thymus, hypophyse, capsules
surrénales) ayant une structure glandulaire, mais
dépourvus de canal d'excrétion. Pendant longtemps
on ne leur attribuait aucun rôle; on les considérait
comme des tissus de remplissage. On sait aujour-
d'hui qu'ils président à l'élaboration de substances
très importantes pour le bon fonctionnement de
l'organisme. Ces sécrétions, au lieu d'être, comme
pour les autres glandes, conduites par des canaux
excréteurs dans les cavités du corps ou à sa surface
extérieure, sont déversées directement dans le
milieu intérieur, dans la lymphe et dans le sang;
de là le nom de *sécrétions internes*.

Quelques exemples donneront une idée de l'importance de ces glandes endocrines. Si, chez un
adulte, le *corps thyroïde* est enlevé complètement,
par une opération chirurgicale par exemple (ablation de goitre), ou par une blessure, ou par une
lésion destructrice quelconque (abcès, gangrène, etc.),
le sujet tombe dans un état très particulier connu
sous le nom de *myxœdème*. Tout son corps s'infiltre,
se gonfle, la peau et le tissu sous-cutané deviennent
comme caoutchoutés; les sécrétions sudorales et

sébacées se tarissent presque totalement; toutes les fonctions organiques se ralentissent; le pouls devient petit et lent, la respiration est faible et rare, l'appétit est très diminué, la constipation est opiniâtre, la vivacité intellectuelle disparaît et fait place à une torpeur désespérante et à une somnolence invincible; les règles sont supprimées chez la femme, l'appétit génital et les érections sont abolis chez l'homme.

Si les fonctions thyroïdiennes sont abolies chez un jeune enfant, ou avant la naissance, au cours de la vie fœtale (*myxœdème congénital*), il s'ajoute à ce tableau un ralentissement et un inachèvement de la croissance (*atéléiosis* des médecins anglais). Le sujet conserve à un âge avancé la morphologie, l'état intellectuel et les aptitudes de l'enfance; il n'en est pas moins atteint par les irréparables outrages du temps; il devient une triste chose : un vieil enfant. Beaucoup des nains qu'on montre dans les foires, beaucoup de ceux qui composaient l'exhibition monstre qu'on a promenée dans toute l'Europe sous le nom de « Lilliput » sont atteints de myxœdème congénital plus ou moins atténué.

De même les études cliniques, ultérieurement étayées par l'expérimentation sur les animaux, ont montré que les *capsules surrénales* jouent un rôle important. La destruction totale des capsules surrénales entraîne rapidement la mort ; leur destruction progressive, comme cela arrive dans certaines lésions anatomiques de ces glandes (tuberculose, cancer, etc.) a pour conséquence un affaiblissement considérable de la puissance musculaire, une impossibilité d'exécuter un mouvement sans une fatigue extrême, un amaigrissement progressif, une chute très marquée de la pression artérielle, conséquence de l'affaiblissement des contractions cardiaques.

La destruction de l'hypophyse se traduit par de l'obésité, des troubles de la sécrétion urinaire et de la nutrition en général.

Inversement les processus morbides aboutissant à l'hyperfonctionnement et à l'hypertrophie des glandes à sécrétion interne ont pour conséquence des troubles inverses : quand il s'agit d'exagération des fonctions thyroïdiennes, comme dans le syndrome morbide appelé *maladie de Basedow*, excitation intellectuelle, hyperémotivité, fréquence du pouls, exagération des sécrétions sudorale et urinaire, amaigrissement ; quand il s'agit d'hyperfonctionnemént des capsules surrénales, obésité, exagération de la force musculaire, développement du système pileux (*hirsutisme*) ; quand il s'agit de l'hypophyse, exagération de la croissance des extrémités, troubles des échanges nutritifs.

Il faut du reste tenir compte de ce fait que la plupart des glandes endocrines ne sont pas homogènes. Beaucoup comprennent deux, quelquefois trois groupements cellulaires, dont chacun a son rôle distinct. Ainsi les *capsules surrénales* comprennent : 1° un tissu intérieur (substance médullaire), dont les cellules ont une réaction histochimique particulière (cellules chromaffines) ; ce tissu, issu des ganglions sympathiques (ectoderme) agit spécialement sur la pression sanguine ; c'est lui qui sécrète l'intéressante substance appelée adrénaline, qu'on a d'abord isolée par l'analyse du tissu surrénal et qu'on sait préparer aujourd'hui synthétiquement ; elle a des propriétés physiologiques remarquables à doses très faibles ; 2° un tissu extérieur (substance corticale), dont les cellules, d'origine mésodermique et issues, comme les cellules des glandes génitales, de l'éminence génitale de l'embryon, contiennent en abondance de la lécithine et des corps analogues ; quand ce tissu s'hypertrophie, la force du sujet et son système pileux s'exagèrent (gigantisme précoce avec puberté précoce) ; s'il s'agit d'une fille en bas âge, sa morphologie tend à devenir masculine ; certaines variétés spéciales d'*hermaphrodisme* ne reconnaissent pas une autre cause[1].

De même, et sans que je veuille y insister davantage, l'*hypophyse* comprend trois parties distinctes, antérieure, intermédiaire, postérieure, dont les altérations diverses se traduisent par des formes morbides distinctes : acromégalie, infantilisme hypophysaire, syndrome adiposogénital.

Le *corps thyroïde*, outre la substance thyroïdienne proprement dite, contient des enclaves de tissu parathyroïdien (glandules parathyroïdes) et de tissu thymique (glandules thymiques).

Ajoutons enfin qu'aux sécrétions internes des glandes endocrines proprement dites il importe de joindre des sécrétions internes provenant d'autres glandes. Le *foie* et le *pancréas*, outre la sécrétion de la bile et celle du suc pancréatique qui sont déversées dans l'intestin et sont par conséquent des sécrétions externes, fabriquent des substances qui passent dans le sang et sont par conséquent des

1. Voir notre travail ; Dystrophies en relation avec les lésions des capsules surrénales ; hirsutisme et progeria. *Bulletin de la Société de Pediatrie de Paris*, décembre 1910, p. 501.

sécrétions internes ; le *glycogène* pour le foie, le *ferment glycolytique* pour le pancréas sont les plus connues de ces substances. Le *testicule* comprend, outre une partie glande à sécrétion externe, qui fabrique le *sperme*, des groupes de cellules de type spécial, appelées *cellules interstitielles*, dont la sécrétion interne, qui ne devient active qu'à la puberté, préside à l'évolution et à la conservation des caractères sexuels mâles (barbe, instinct sexuel). Dans l'ovaire, après chaque ponte ovulaire (sorte de sécrétion externe analogue à l'élaboration des spermatozoïdes dans le testicule), il se développe dans l'ovisac resté béant un tissu spécial, appelé *corps jaune,* qui évolue dans l'intervalle de deux menstrues quand la femme n'est pas fécondée, et qui prend au contraire un grand développement et persiste pendant neuf mois quand une grossesse survient. Ces corps jaunes ont une sécrétion interne qui joue un rôle dans le rythme périodique de l'évolution utérine, et dans les transformations que subit l'organisme de la femme au cours de la grossesse et après l'accouchement ; ils commandent en particulier l'hypertrophie des glandes mammaires au cours de la grossesse et sont en relation avec la sécrétion lactée.

Des observations cliniques nombreuses ont montré que les diverses glandes à sécrétion interne sont en relation les unes avec les autres (*équilibre endocrinien*). Quand l'une d'elles vient à être troublée dans son fonctionnement, une ou plusieurs autres modifient le leur de façon à partiellement rétablir les fonctions compromises. Il reste néanmoins la plupart du temps possible de faire la discrimination des défectuosités en rapport avec un trouble de telle ou telle sécrétion interne ; le diagnostic précis doit être posé et il ne faut pas se contenter d'un diagnostic de « troubles polyglandulaires » quelque temps à la mode, mais préciser quelles sont les glandes atteintes, ce que l'on peut, dans la plupart des cas, faire aujourd'hui.

De ce fait, les études concernant l'hérédité des troubles et des lésions des glandes vasculaires sanguines ont pu être faites avec une précision plus scientifique.

En ce qui concerne le corps thyroïde, on avait noté depuis longtemps que ses maladies sont parfois familiales. La maladie de Basedow frappe parfois de nombreux membres d'une même famille ; on possède d'un tel fait d'assez nombreuses observations. Le myxœdème congénital a parfois été observé se répétant chez plusieurs frères et sœurs. Plus souvent, comme l'a noté Hertoghe, on observe la transmission du père ou de la mère à plusieurs de leurs enfants des troubles relevant de l'hythyroïdie bénigne chronique. J'ai publié l'observation d'une femme atteinte vers l'âge de trente-cinq ans de myxœdème léger qui a donné le jour à une fillette franchement myxœdémateuse. Elle avait eu antérieurement à sa maladie un fils normal, fort, robuste. En ce qui concerne l'hypophyse, des faits d'acromégalie familiale ont été publiés par Schwonner, par Frœnkel et par moi.

Plus curieux encore sont les faits dans lesquels l'insuffisance thyroïdienne maternelle retentit sur le fœtus par des troubles de nutrition et de croissance générale ou par des troubles de la croissance et de la calcification du squelette.

Planchu et Laurent ont publié l'observation d'une femme qui, peu après avoir subi une thyroïdectomie partielle, devint enceinte et accoucha d'un fœtus à os mal ossifiés et atteint de fractures multiples. Me Palmegiani a vu une mère goitreuse mettre au monde une fillette atteinte de la curieuse malformation congénitale des os nommée achondroplasie. Mussio-Fournier a vu un achondroplase naître dans une famille où plusieurs sujets étaient atteints d'hypothyroïdie ou même de myxœdème complet. D'autre part, une femme, observée par Cavazzoni, qui avait ingéré pendant sa grossesse une grande quantité d'extraits thyroïdiens médicamenteux, a également mis au monde un achondroplase. Claude et Rouillard ont vu des lapines thyroïdectomisées engendrer des petits atteints de dystrophie osseuse manifeste.

Fiore ayant détruit le thymus chez une jeune lapine et une jeune rate, les fit couvrir quand elles arrivèrent plus tard à l'âge adulte, et obtint de toutes deux des petits qui moururent immédiatement après la mise bas, et dans le thymus, réduit au tiers du volume normal présentait à l'examen histologiques de graves altérations.

L'influence paternelle dysendocrinienne a moins souvent pour résultat l'hérédité dissimilaire. Pourtant Pope et Clarke ont signalé le cas d'un acromégale engendrant une fille myxœdémateuse.

Les faits concernant l'hérédité des états dysendocriniens ont une importance qui dépasse la pathologie spéciale de ces organes : ils retentissent sur la conception que nous devons avoir de l'hérédité du tempérament en général. Ce qu'on appelle le *tempérament* et aussi ce qu'on appelle les *diathèses* (ou *tempéraments morbides* selon la définition ancienne) paraît en effet fonction des sécrétions internes. Depuis que les médecins se sont familiarisés avec les troubles résultant du défaut, de l'exagération ou des déviations de ces sécrétions, aux types morbides bien caractérisés relevant de la destruction de telle ou telle glande à sécrétion interne, ou au contraire de son exubérance, ils ont joint la considération des cas frustes, des troubles minima. Ainsi en ce qui concerne le corps thyroïde, Hertoghe nous a appris à connaître, sous le nom d'*hypothyroïdie bénigne chronique*, des états attribuables à une insuffisance du fonctionnement thyroïdien et se caractérisant par un peu d'apathie, de la mollesse, de la lenteur intellectuelle et de la lenteur des mouvements, un peu d'épaississement caoutchouté des téguments, de la tendance à la cyanose des extrémités. On a vu qu'un tel état est souvent congénital, et alors s'est révélé qu'il n'y a pas de différence entre l'*hypothyroïdie bénigne chronique congénitale* et le *tempérament lymphatique* des anciens. Inversement le tempérament nerveux, se caractérisant par l'émotivité, l'excitabilité, les mouvements incessants, la fréquence du pouls, la vivacité de la physionomie, l'état de maigreur sans affaiblissement a les caractères d'une hyperthyroïdie légère. Le tempérament sanguin caractérisé par la coloration vive de la face, la tendance à l'embonpoint, la force musculaire, le développement du système pileux, la tendance à l'activité sexuelle est une ébauche de ce qui se produit dans les exubérances du tissu cortico-surrénal.

En un mot, dans l'équilibre endocrinien propre à chaque individu se trouvent réalisées telles ou telles particularités caractérisant tel ou tel tempérament, selon que prédomine dans cet équilibre l'influence de telle ou telle glande endocrinienne.

On comprend donc que les tempéraments soient héréditaires à la façon des particularités anatomiques et physiologiques de toute nature. A côté des observations d'hyperthyroïdie familiale, d'hypothyroïdie familiale et d'acromégalie familiale, de curieux faits d'*eunuchisme familial*, et de *masculisme familial* témoignent de même de l'hérédité de certaines façons d'être anormales des glandes à sécrétion interne testiculaire, ovarienne et surrénale.

A l'hérédité des tempéraments se lie l'hérédité des *diathèses* ou *tempéraments pathologiques*. Si les diathèses scrofuleuses et syphilitiques des anciens ont disparu du langage médical depuis que nous savons que les maux qui leur étaient attribués relèvent de maladies infectieuses, la tuberculose et la syphilis ; si de même la diathèse scorbutique ne figure plus dans les diathèses, le scorbut étant dû à une viciation de l'alimentation par carence d'éléments frais ; une diathèse reste bien existante et qu'à chaque pas on rencontre, la *diathèse arthritique*. Rien n'est plus héréditaire que l'arthritisme. Dans son livre sur les *Maladies par ralentissement de la nutrition*, Bouchard l'a établi par de très nombreux documents dont la valeur demeure intacte, bien que le titre du livre réponde à une conception périmée. Dans les familles arthritiques on voit coexister ou se succéder chez les parents et les enfants des maladies telles que l'obésité, la goutte, la lithiase biliaire, la lithiase rénale, l'eczéma, la migraine.

Voici quelques-uns des chiffres donnés par Bouchard :

Maladies des parents dans 100 cas de *lithiase biliaire* : Rhumatisme articulaire aigu 45 cas, diabète 40, obésité 35, goutte 30, rhumatisme articulaire chronique 20, asthme 20, gravelle 15, névralgies 10, migraine 5, eczéma 5, lithiase biliaire 5. Il est remarquable que la lithiase biliaire est l'une des maladies qui s'observent le plus rarement chez les parents des sujets atteints de lithiase biliaire, tandis que le rhumatisme, le diabète, l'obésité, la goutte sont très fréquents.

Maladies des parents dans 100 cas de *diabète* : Rhumatisme 54 cas, obésité 36, diabète 25, gravelle 21, goutte 18, asthme 11, eczéma 11, migraine 7, lithiase biliaire. Le diabète est moins fréquent chez les parents de diabétiques que chez les parents des sujets atteints de lithiase biliaire.

Maladies des parents dans 100 cas de *goutte* : Goutte 44 cas, obésité 44, rhumatisme 25, asthme 19, diabète 12, gravelle 12, eczéma 12, lithiase biliaire 6.

Maladies des parents dans 94 cas d'*obésité* : obésité 43, rhumatisme 33, goutte 28, asthme 24, gravelle 14, diabète 14, maladies de cœur 12, migraine 12, phtisie 5, pierre vésicale 5, lithiase biliaire 4, eczéma 3, hystérie 1, scrofule 1, pas d'hérédité morbide 9.

Pour la goutte et l'obésité, l'hérédité similaire est donc fréquente, mais l'influence héréditaire des autres affections faisant partie de la diathèse arthritique n'est pas moins évidente. Bouchard nous a permis de traduire en chiffres l'enseignement des Anciens sur l'hérédité des tempéraments.

Depuis les travaux statistiques de Bouchard nos connaissances sur la pathogénie de plusieurs des affections classées dans la diathèse arthritique ont grandement progressé. Nous savons l'origine de l'acide urique dont l'accumulation dans les tissus fibreux provoque la goutte, et dont la précipitation dans les bassinets rénaux provoque la gravelle, les coliques néphrétiques et la pierre. Il est le résultat de la combustion incomplète des *purines*, substances résultant du dédoublement dans l'organisme des nucléoalbumines, soit qu'elles viennent de l'alimentation, soit qu'elles résultent de la vie même de nos tissus ; nous savons que les glandes à sécrétion interne et le foie prennent une part importante à ces manifestations. De même pour la lithiase biliaire, due à la précipitation dans la vésicule biliaire de la cholestérine en excès. Depuis que nous savons, grâce à Chauffard et Grigaud, doser cette substance dans le sang, nous avons pu vérifier l'influence des capsules surrénales et du corps jaune de l'ovaire sur son élaboration. Enfin les relations des troubles des glandes à sécrétion interne (thyroïde, glandes génitales, capsules surrénales, hypophyse) avec l'obésité a été établie par de nombreuses observations et expériences. En somme l'hérédité de l'arthritisme se ramène à une hérédité de tissu. L'arthritisme est sous la dépendance d'un état anatomique et physiologique des tissus et particulièrement des tissus endocriniens qui s'hérite de la même façon

que les particularités anatomiques et physiologiques.
Mais cet état n'est qu'un des éléments qui permet la
manifestation de la diathèse. Les influences actuelles,
les influences de milieu entravent ou facilitent cette
manifestation. Le genre de vie active ou atténue la
disposition à la goutte; la tendance héréditaire se
manifeste parfois malgré les conditions les plus
susceptibles de l'entraver. J'ai eu à soigner une
carmélite chez qui une première attaque de goutte
ne s'est manifestée qu'à l'âge de cinquante-cinq ans
à l'occasion d'une congestion pulmonaire; depuis
vingt-cinq ans qu'elle avait prononcé ses vœux,
cette femme suivait les règles sévères de son ordre
et n'avait pas mangé de viande; mais elle apparte-
nait à une famille où la goutte était habituelle et
précoce; on peut croire que son genre de vie sévère
a retardé pendant de longues années la manifestation de sa disposition morbide; peut-être même
l'aurait-elle évitée complètement si son équilibre
nutritif n'avait pas été troublé par une infection
aiguë, la congestion pulmonaire.

Mais le sujet qui a échappé par un genre de vie
approprié aux manifestations de la diathèse goutteuse reste-t-il susceptible de transmettre la goutte
à ses descendants? Oui, semble-t-il, si ceux-ci
reviennent à des genres de vie favorisant le mal,
car ce qui s'hérite n'est pas la goutte elle-même,
mais la disposition à devenir goutteux. La plupart
des enfants de goutteux héritent de la maladie bien
qu'engendrés avant la première atteinte du mal. De
même pour les coliques néphrétiques et la pierre,
autres manifestations de la diathèse urique. Montaigne, qui était atteint de coliques néphrétiques,

connaissait déjà bien l'hérédité de la lithiase car il attribue à son père « cette qualité pierreuse »[1].

D'après l'observation courante, et l'unanimité des auteurs qui ont écrit sur la goutte, l'hérédité goutteuse va se renforçant à mesure que le générateur est plus profondément atteint. L'aîné des enfants est pour cette raison ordinairement moins atteint et moins précocement que les cadets surtout si l'un a été engendré avant l'apparition des crises et les autres après de nombreuses atteintes. Garrod a insisté sur ce fait.

Il semble donc que, dans le cas de l'hérédité goutteuse, à la disposition ancestrale s'ajoute celle

1. Ce passage de Montaigne est curieux au point de vue des réflexions qu'il émet sur l'hérédité. Le voici en entier :

« Il est à croire que je doibs à mon père ceste qualité pierreuse, car il mourut merveilleusement affligé d'une grosse pierre qu'il avait dans la vessie. Il ne s'aperceut de son mal que le soixante septiesme an de son aage, et avant cela il n'en avait eu aulcune menace ou ressentiment aux reins, aux costes ou ailleurs ; et avait vescu jusques lors en une heureuse santé. J'estais nay vingt cinq ans et plus avant sa maladie et durant le cours de son meilleur estat. Où se couvait tant de temps la propension à ce default ? et lorsqu'il estait si loing du mal, cette légière pièce de sa substance, de quoy il me bastit, comment en portait elle pour sa part une si grande impression ? Qui m'éclaircira de ce progrès, je le croiray d'autant d'autres miracles qu'il voudra, pourveu que, comme ils font, il ne me donne pas en payement une doctrine beaucoup plus difficile et fantastique que n'est la chose mesme. »

« Quel monstre est-ce, que ceste goutte de semence, de quoi nous sommes produits, porte en soy les impressions, non de la forme corporelle seulement, mais des pensements et inclinations de nos pères ? Ceste goutte d'eau, ou loge elle ce nombre infiny de formes ? et comme porte elle ces ressemblances d'un progrès si téméraire et si desréglé que l'arrière fils répondra à son bisayeul, le neuveu à l'oncle. » (*Essais*, livre II, chapitre xxxvii).

des influences actuelles agissant sur les générateurs. Une hygiène convenable de ceux-ci (régime exempt de purines, exercice, aération) est donc, non seulement utile à eux-mêmes, mais aussi favorable à leurs enfants en diminuant chez ceux-ci la prédisposition congénitale à la maladie.

CHAPITRE XIV

Hérédité des maladies du système nerveux.

Affections familiales du système nerveux; elles s'héritent
selon les lois de Galton-Naudin-Mendel. Affections parasyphilitiques du système nerveux; elles n'ont par elles-mêmes
aucune action sur la descendance. Affections organiques du
système nerveux; leur hérédité est variable selon leur origine et leur nature.

Nous étudierons dans un même chapitre les *maladies organiques du système nerveux*, les *névroses*
et les *psychoses*. Elles forment en effet au point de
vue qui nous occupe un groupe unique. Ce sont
seulement les nécessités du traitement des malades
qui ont justifié la démarcation entre la *Psychiatrie*,
enseignée dans les Asiles d'aliénés, et la *Neurologie*
enseignée dans les Hôpitaux et Hospices. Au point
de vue nosologique, et surtout au point de vue de
l'hérédité morbide, maladies nerveuses et maladies
mentales se joignent en des groupes à mode héréditaire commun et doivent être étudiés ensemble.
Du reste, entre les maladies organiques du système
nerveux et les psychoses proprement dites, prend
place le groupe des névroses, maladies qui selon les
symptômes par lesquels elles se manifestent relè-

vent tantôt du neurologue, tantôt du psychiatre. Il en est de même de la paralysie générale.

Au point de vue de l'hérédité, un certain nombre de groupes doivent être constitués dans l'ensemble des maladies nerveuses et mentales.

A. — Affections familiales du système nerveux.

Dans un premier groupe, doivent prendre place les affections familiales du système nerveux. Elles sont nombreuses et bien étudiées ; c'est par elles qu'a commencé, avec Charcot, l'étude des maladies familiales. Pour énumérer seulement les noms de ces maladies, il faudrait plusieurs pages de ce livre, car un caractère des maladies familiales est de revêtir souvent une forme particulière dans chaque famille atteinte, ce qui fait que les divisions nosologiques ont pu être multipliées à l'infini par les auteurs. Pour éviter un tel émiettement des types morbides, il convient de les grouper en quelques types généraux parmi lesquels nous nous contentons de mentionner les plus importants par leur fréquence ou leur intérêt : les *hérédo-ataxies*, les *paraplégies spasmodiques familiales*, les *paralysies périodiques familiales*, les *myoclonies familiales*, les *amyotrophies familiales*, les *idioties amaurotiques familiales*, les *démences précoces familiales*.

Le mode héréditaire de ces maladies est le même que pour toutes les maladies familiales. Pour plusieurs, on a pu établir, par des observations de familles assez longtemps suivies, qu'elles se comportaient comme des caractères mendéliens dominants (*chorée chronique, ptosis tardif familial, héméralopie congénitale héréditaire*, etc.), pour d'autres comme des caractères mendéliens dominés (*surdimutité congénitale familiale, rétinite pigmentaire, hérédo-ataxies*), d'autres enfin s'héritent selon le mode matriarcal (*névrite optique héréditaire, daltonisme, paralysie périodique familiale*, etc.). Nous n'avons pas à revenir sur l'étude de ces modalités héréditaires.

B. — Affections parasyphilitiques du système nerveux.

Dans un second groupe, nous devons classer le *Tabes* et la *Paralysie générale*, affections de nature identique : toutes deux sont des affections parasyphilitiques; nous avons vu plus haut (p. 152) quel sens il faut attacher à ce terme. Un grand nombre de travaux ont été consacrés à l'étude de la descendance des Tabétiques et des Paralytiques généraux. Il s'agit du reste d'affections assez répandues pour que tout médecin ayant une pratique quelque peu étendue ait vu et suivi un certain nombre de familles issues d'un tabétique ou d'un paralytique général. Je pourrais pour ma part en citer plusieurs, de 3 à 5 enfants, tous vigoureux, bien portants, nullement tarés; il s'agit, il est vrai, d'enfants qui n'ont été engendrés qu'après des traitements antisyphilitiques énergiques et prolongés pendant des années, et avant l'apparition des premiers symptômes de la paralysie générale ou du tabes. Toutefois le dernier né d'une famille de 5 enfants aujourd'hui âgé de 12 ans est tout à fait bien portant bien que conçu après l'apparition des premiers symptômes tabétiques du père (douleurs fulgurantes).

A côté de ces cas heureux, on citerait naturellement beaucoup de cas où l'on trouve dans la descendance des paralytiques généraux et des tabétiques quelques-unes des tares qui frappent fréquemment les descendants de syphilitiques.: malformations cardiaques, faiblesse générale de développement, conformations vicieuses, etc.

Enfin certains de ces enfants sont de grands nerveux, sujets à des colères, ou à des fugues, ou impressionnables, quelquefois hystériques ou névrosés. Il s'agit là, non de conséquence directe de l'affection accidentelle du père qui a modifié gravement ses centres nerveux, mais d'une transmission d'une disposition nerveuse ancestrale simplement renforcée chez le descendant. On sait en effet que la syphilis ne porte ses coups sur les centres nerveux que chez les sujets qui ont déjà des centres nerveux vulnérables et hypersensibles, soit congénitalement, soit surtout par surmenage. Dans les populations qui n'ont pas encore adopté notre civilisation et qui vivent d'une vie presque animale sans surmener leur système nerveux, on n'observe que tout à fait exceptionnellement le tabes et moins encore la paralysie générale. Inversement ces affections apparaissent depuis quelques années chez les Japonais, qui en étaient auparavant indemnes. L'immunité n'est donc pas dans ce cas une affaire de race, mais une question de surmenage préalable du système nerveux. Le fait que la syphilis paternelle s'est localisée au cerveau prouve une sensibilité cérébrale, une « disposition névropathique » dont les enfants peuvent hériter, mais quelle qu'ait été chez le père l'évolution de la paralysie générale, et qu'elle ait ou non abouti à des troubles mentaux ayant nécessité l'internement dans un asile d'aliénés, les enfants ne paraissent pas plus sujets que d'autres à l'aliénation, contrairement aux descendants des aliénés ordinaires.

Voici du reste, ce qu'ont écrit à ce sujet deux maîtres en psychiatrie, Régis et Gilbert-Ballet : « On n'observe pas, dit Régis, chez les enfants des paralytiques généraux, de psychose vraie, et il faut noter chez eux la rareté de la folie contrairement à ce que l'on observe dans les familles de vésaniques... Si l'on veut épargner à sa descendance le triste héritage de la folie, on peut impunément entrer dans la famille d'un paralytique général, mais il est toujours dangereux d'épouser la fille d'un fou ». Et Gilbert-Ballet : « C'est une opinion fausse et dangereuse de considérer le paralytique général comme transmettant souvent à ses enfants des affections vésaniques et nerveuses ».

Dans sa thèse (Paris 1904) Semper, de 23 observations personnelles, conclut que la paralysie générale des parents paraît n'avoir par elle-même aucune influence sur l'état des enfants. Les grossesses survenues à la période de paralysie générale évoluent normalement, et les enfants nés à cette période, quand les parents sont sobres, sont bien constitués. Au contraire leurs frères et sœurs aînés sont d'autant plus atteints que leur naissance est plus rapprochée de la date du début de la syphilis. En somme, les tares observées dans la descendance des paralytiques généraux paraissent dues uniquement à la syphilis ou à l'alcoolisme des parents.

De même, Mlle Sandberg (thèse de Paris 1903) conclut de 27 observations inédites que les enfants de ces 27 tabétiques, conçus et nés au cours d'un tabes bien confirmé, ont tous l'apparence et les signes d'une santé parfaite et sont vierges de toute tare héréditaire.

C. — Affections organiques des centres nerveux.

Dans un troisième groupe nous rangerons les *affections organiques des centres nerveux*, c'est-à-dire les affections causées par des lésions de ces organes dues à des localisations morbides accidentelles.

Les plus fréquentes sont l'*hémorragie cérébrale*, le *ramollissement cérébral*, la *paralysie infantile*, les *méningites*. Les deux premières sont les causes les plus habituelles des « attaques » et des hémiplégies, ou paralysies de tout un côté du corps. Waldembourg a vu une femme atteinte d'hémiplégie droite avec aphasie au troisième mois de sa grossesse engendrer un enfant atteint d'hémiplégie congénitale avec aphasie. C'est là un fait exceptionnel. C'est seulement à échéance lointaine que peut agir en général une telle hérédité.

L'*hémorragie cérébrale*, du moins dans les cas les plus habituels, survient entre 50 et 70 ans et est due comme l'a montré Charcot, à la rupture d'une petite dilatation d'artériole, d'un petit anévrisme miliaire, dans la substance cérébrale ; on trouve, en général, dans le cerveau des sujets morts d'hémorragie cérébrale, de nombreuses petites dilatations du même genre sur les fins vaisseaux qui pénètrent les ganglions de la base du cerveau ; cette disposition aux dilatations des artérioles cérébrales, et par suite aux hémorragies, est très marquée dans certaines familles. Mon regretté maître Dieulafoy a depuis longtemps (1876) insisté sur ce fait et a cité des familles où plusieurs sujets dans chaque génération sont morts d'hémorragie cérébrale. Il a noté ce que nous appelons maintenant la « précession », c'est-à-dire que la maladie survenait à un âge de plus en plus précoce à mesure que les générations se succédaient. La tendance héréditaire aux hémorragies cérébrales ne fait donc pas doute, et ne peut être combattue dans une lignée que par des unions avec des familles complètement indemnes de la même tendance.

Le *ramollissement cérébral* est la conséquence d'une obstruction d'une branche artérielle du cerveau par un épaississement des parois, c'est-à-dire par une artérite locale, ou par une localisation sur cette artère d'un processus d'artériosclérose. L'hérédité ne joue donc qu'un rôle très indirect.

La *paralysie infantile* est due à une localisation infectieuse sur la substance grise de la moelle. Le rôle de l'hérédité dans cette maladie a fait l'objet de la thèse de M. Mathieu-Sicaud. L'hérédité similaire est très rare, ce qui se comprend, depuis que nous savons que la paralysie infantile est une maladie infectieuse transmissible analogue, comme nature de virus, à la méningite cérébrospinale. Mais au contraire l'hérédité nerveuse dissemblable est fréquente : on relève le plus souvent chez les ascendants des affections nerveuses diverses : en particulier, le nervosisme, l'épilepsie, l'aliénation ; cette hérédité nerveuse explique la localisation du virus sur la substance grise de la moelle.

Des considérations identiques s'appliquent à la *méningite cérébrospinale*, maladie infectieuse aiguë accidentelle, mais dont la localisation est favorisée par l'hérédité nerveuse. Pour la méningite *tuberculeuse*, maladie impitoyable qui fauche en herbe tant de petites victimes innocentes, l'observation journalière révèle qu'on l'observe presque exclusivement chez des enfants réunissant ces deux conditions : 1° Ils ont été infectés de tuberculose; ils ont eu antérieurement, ou on découvre à leur autopsie, des lésions anciennes ou récentes de tuberculose ganglionnaire, ou osseuse, ou articulaire, ou pulmonaire; 2° ils ont une hérédité névropathique, ou, plus souvent encore, une hérédité toxique; ils sont fils de névropathes, ou, très souvent aussi, fils d'alcooliques. La presque unanimité des pères d'enfants morts de méningite dans nos hôpitaux parisiens sont de grands alcooliques. On ne peut nier que l'hérédité alcoolique favorise la localisation sur les méninges d'une tuberculose préexistante, qui, sans cette action favorisante, aurait pu évoluer vers la guérison et la vaccination définitive. L'hérédité névropathique a une action analogue; toutefois, heureusement, elle est moins fréquemment efficace.

En somme, dans toutes ces affections, l'hérédité n'agit que pour localiser les lésions sur des organes ou des tissus héréditairement fragiles.

Au contraire les influences héréditaires (hérédité ancestrale ou influences héréditaires incidentelles) jouent un rôle très important dans les groupes qui nous restent à étudier, les névroses et les psychoses.

CHAPITRE XV

Hérédité des maladies du système nerveux (suite).

Névroses : le tempérament névropathique est souvent familial
et s'hérite selon les lois de Galton-Pearson ; l'hystérie se
développe à la fois du fait d'influences héréditaires et d'influences incidentelles ; dans la genèse de l'épilepsie, on peut
le plus souvent mettre en relief l'absinthisme, parfois la
syphilis d'un des parents ; la neurasthénie, les convulsions
ne se développent guère que sur un terrain névropathique ;
pour la chorée, l'influence rhumatismale prédomine.

Psychoses : l'hérédité est de beaucoup l'élément étiolo-
gique le plus important des psychoses. A ce point de vue
la criminalité est assimilable aux psychoses.

D. — Névroses.

Sous le nom de névroses, on groupe un certain
nombre d'affections du système nerveux survenant
sans lésions décelables, ni à l'œil nu, ni au micros-
cope, des éléments nerveux. Il faut bien cependant
admettre qu'à tout trouble fonctionnel correspond
une modification matérielle, mais cette modification
est dans les névroses assez subtile, assez légère
pour ne pouvoir être décelée par les moyens d'in-

15

vestigation dont nous disposons. Observons toutefois qu'on a signalé dans l'épilepsie-névrose une fine sclérose névroglique, c'est-à-dire une fine induration du tissu interstitiel des centres nerveux, mais qui ne peut être vue que sur des coupes microscopiques à un très fort grossissement et grâce à des colorations spéciales.

Parmi les névroses, on distingue un certain nombre de types morbides bien nets : l'*hystérie*, l'*épilepsie*, les *convulsions infantiles*, la *tétanie*, les *tics*, la *chorée*. Il faut y joindre un état moins caracrisé par des phénomènes morbides spéciaux, mais d'observation courante et de réalité évidente, et décrit sous le nom de *tempérament névropathique*. Souvent il préexiste aux accidents qui caractérisent les névroses proprement dites. Il doit être décrit tout d'abord.

1° *Tempérament névropathique.*

Dans certaines familles, dites familles névropathiques, les manifestations morbides, fonctionnelles ou organiques, frappant le système nerveux, sont fréquentes, mais revêtent selon les individus, selon les circonstances d'âge, de vie et de milieu, des formes très variées; ainsi, dans ces familles, les enfants sont sujets aux convulsions ; il suffit pour les provoquer d'une élévation de température aux environs de 39° ou de 40°, comme cela est fréquent au début de nombreuses affections bénignes de l'enfance : augines simples, grippes, bronchites, rougeole ; au cours de rhumatisme articulaire aigu,

les enfants de ces familles feront facilement de la
chorée ; les adultes des mêmes familles feront facilement des accès délirants en cas de fièvre quelconque ; chez les membres de ces familles, les
maladies infectieuses provoqueront facilement des
localisations sur le système nerveux : foyers d'encé-
phalite ou de sclérose cérébrale, foyers de myé-
lite, névrites, méningisme ; s'ils prennent la syphilis, ils seront plus exposés que d'autres syphilitiques au tabes ou à la paralysie générale ; s'ils
subissent des chocs moraux ou physiques graves,
ils auront des manifestations hystériques (hystéro-
traumatisme), ou des crises neurasthéniques, ou
des accès de psychoses ; ils se laisseront aller facilement à s'intoxiquer, et les intoxications provoqueront facilement chez eux des phénomènes nerveux
(delirium tremens, névrites, hallucinations visuelles
et psychoses meurtrières chez les alcooliques,
hystérosaturnisme chez les saturnins, hallucinations
chez les cocaïnomanes, chez les morphinomanes).
Enfin, même en l'absence de toute manifestation
morbide, les membres de ces familles se distinguent par leur émotivité, leur caractère changeant,
bizarre, difficile, impulsif, leurs colères promptes,
leurs pleurs aussi faciles que leurs rires ; ils sont
ce qu'on appelle des nerveux.

L'hérédité joue le rôle primordial dans la genèse
du tempérament nerveux. L'hérédité ancestrale y a
une part, et d'autant plus grande que, selon la loi
psychologique qui veut que qui se ressemble s'as-
semble, les sujets nerveux ont tendance à se rechercher et à s'unir entre eux. Leurs descendants cumu-
lent et multiplient l'hérédité paternelle et l'héré-

dité maternelle. Il paraît très certain que cette hérédité se fait selon les lois de Naudin-Mendel et de Galton-Pearson. On comprend toutefois que quand il s'agit d'une tendance comme c'est le cas, on ne peut établir cette proposition aussi péremptoirement que quand il s'agit d'affections bien définies comme nous l'avons vu pour la plupart des maladies familiales. Le *coefficient de Pearson* (influences incidentelles) a une valeur élevée, c'est-à-dire que les maladies, les intoxications, les chocs nerveux paternels et surtout maternels, avant et pendant la grossesse, jouent un grand rôle : selon les individus hérédité ancestrale et hérédité incidentelle ont combiné leurs effets en proportion variable pour produire le tempérament névropathique à un degré plus ou moins accusé.

Ultérieurement, les incidents de la vie jouent encore un rôle important pour déclancher ou non, sur ce terrain prédisposé, des phénomènes morbides plus accusés, caractérisant l'une et l'autre des névroses et des psychoses.

2° *Hystérie.*

Sous le nom d'*hystérie*, la médecine moderne désigne un état morbide consistant en une aptitude à présenter des troubles pathologiques à physionomie très variée (crises convulsives, anesthésies, paralysies temporaires, troubles sensoriels), mais qui ont tous ce caractère commun de pouvoir éventuellement être reproduits par la suggestion et de pouvoir éventuellement être guéris par la seule persuasion.

Les plus saillants de ces troubles, en particulier les crises convulsives, étaient autrefois considérés comme ayant pour point de départ un état d'excitation de la matrice dû au besoin sexuel, d'où le nom d'hystérie (ὑστερ-utérus). Ainsi pensait-on l'hystérie spéciale à la femme pubère. Il n'en est rien. Charcot a montré qu'on rencontre avec une fréquence guère moindre chez l'homme des phénomènes équivalents et les pédiatres ont cité chez des enfants très jeunes des manifestations se rapportant incontestablement à l'hystérie. P. Janet et Babinski nous ont finalement éclairés sur la nature de ces phénomènes, sur le rôle de l'idée fixe subconsciente et de l'autosuggestion.

Dans les antécédents des hystériques, on trouve presque constamment des influences héréditaires multiples. On trouve avec une très grande fréquence chez les parents des intoxications variées, la tuberculose, l'arthritisme, ou encore des troubles moraux, ou des chocs émotifs graves dans la période qui a précédé la conception, ou, chez la mère, pendant la grossesse. On note aussi la fréquence des maladies nerveuses chez les ascendants et les collatéraux, ainsi que celle des troubles mentaux. D'après Briquet, la moitié des enfants d'hystériques seraient atteints de troubles nerveux. Le rôle des maladies du jeune âge, et des troubles de nutrition au cours du développement n'est pas moins évident. En somme, l'hystérie apparaît généralement comme la conséquence de la combinaison de multiples influences troublant fâcheusement le développement du système nerveux : il y a à la fois influences héréditaires et influences incidentelles.

3° *Epilepsie.*

Dans l'*épilepsie*, le rôle de l'hérédité apparaît beaucoup plus net. Dans environ la moitié des observations d'épilepsie essentielle, on note l'intoxication alcoolique, et spécialement l'intoxication par les essences (absinthe, vermouth, amers, vulnéraire), ou par le vin blanc pris à jeun, soit chez le père, soit chez la mère, ou chez les deux ; ou encore combinés ou non avec l'alcoolisme parental, les infections graves de la mère ou du père au moment de la conception, ou de la mère au cours de la grossesse, ou les chocs moraux, ou la vie pénible, la misère, la tristesse. La fréquence des névropathies chez les ascendants ou les collatéraux doit aussi être notée. Les enfants d'épileptiques sont souvent des névropathes ; mais l'épilepsie elle-même n'a été notée par Echeverria que 78 fois sur 553 enfants d'épileptiques ; en revanche, les enfants d'épileptiques sont sujets aux convulsions de l'enfance, à l'hystérie, à la migraine, aux psychoses. Leur mortalité en bas âge est énorme (54 p. 100 d'après Martin, dont 20 p. 100 morts avec convulsions).

Lhote, qui a relevé les antécédents héréditaires de nombreux épileptiques, note l'hérédité névropathique 54 fois sur 100, l'hérédité tuberculeuse 56 fois sur 100, l'alcoolisme d'un au moins des parents

48 fois sur 100. Quand on connaît les relations de l'alcoolisme avec la névropathie, et combien l'usage habituel de l'alcool dispose à contracter la tuberculose, on ne saurait s'étonner de la fréquence avec laquelle on retrouve la coexistence de ces trois états dans l'ascendance des épileptiques. Si on analyse les cas particuliers, on se rend facilement compte que ce qui joue le plus grand rôle, c'est l'alcoolisme du père ou de la mère à l'époque de la conception, spécialement l'abus des liqueurs à essence (Esquirol, Lucas, Morel). Il n'est pas exceptionnel de voir dans une famille des enfants épileptiques et des enfants sains alternant selon la coïncidence de leur conception avec des périodes de débauche alcoolique ou de sobriété relative.

Quant à l'influence de la syphilis, elle est dans certains cas indéniable, et mon regretté maître Dieulafoy a montré comment certaines épilepsies frustes de l'enfance, révélées surtou par les mictions nocturnes involontaires intermittentes, peuvent être guéries rapidement et radicalement par un traitement iodomercuriel intensif. M. Babonneix, ayant recherché la réaction sérosyphilitique de Bordet chez 10 sujets atteints d'épilepsie paraissant essentielle, a trouvé deux fois une réaction fortement positive, 7 fois une réaction faible, 1 fois une réaction négative, mais dans ce dernier cas, le père donnait un résultat franchement positif. Il conclut que l'épilepsie essentielle relève souvent de lésions méningo-corticales discrètes, reliquat d'altérations hérédosyphilitiques ; il s'agirait de séquelles, et non de lésions évolutives, ce qui explique-

rait que, le plus souvent, la séro-réaction est atténuée.

Nous ne pouvons pas terminer ce chapitre sans
dire un mot d'une expérience de Brown-Séquart,
qui a fait grand bruit ; elle concerne des cobayes
sur qui l'illustre physiologique avait pratiqué la
section du nerf sciatique, et qui, à la suite de cette
lésion nerveuse, étaient devenus épileptiques. A côté
de l'« épilepsie essentielle » ou « épilepsie névrose »,
il existe en effet des « épilepsies symptomatiques »
consécutives à des lésions irritatives des centres
nerveux ou des nerfs sensitifs. Donc, rien que de
normal jusqu'ici. Voici où la chose devient plus
étonnante. Ces cobayes atteints d'épilepsie acquise
du fait d'une cause accidentelle ont donné naissance à de nombreux petits ; parmi eux, plusieurs
ont présenté des crises épileptiques.

Cette observation a été citée comme l'exemple
le plus probant d'hérédité d'un caractère acquis.
Au point de vue spécial de l'hérédité morbide, elle
serait particulièrement intéressante, puisque le
caractère considéré est justement un caractère morbide. Malheureusement, Brown-Séquart n'avait pas
tenu compte de ce fait que l'épilepsie spontanée
est fréquente chez le cobaye ; il est donc possible
qu'il y ait eu dans son cas coïncidence d'épilepsie
spontanée chez les petits et d'épilepsie symptomatique chez les parents. En fait, les physiologistes
qui ont cherché à reproduire l'expérience de Brown-
Séquard n'ont plus noté la transmission aux descendants de l'épilepsie qu'ils provoquaient chez le
cobaye.

Maciesza et Wrzosek, qui ont fait systématiquement des expériences de contrôle, n'ont jamais constaté cette hérédité. Ils ont toutefois signalé ce fait intéressant, que, si, aux descendants de cobayes opérés par section du nerf sciatique, on fait ultérieurement subir la même opération qu'aux parents, l'épilepsie se produit chez eux plus rapidement après l'opération que chez les descendants de sujets sains. Il y aurait donc, non pas hérédité de l'épilepsie elle-même, mais production d'un état de prédisposition.

4° *Neurasthénie.*

Dans le langage médical, le terme *neurasthénie* a un sens précis, beaucoup plus restreint que celui que lui attribuent les profanes dans la conversation ou la littérature. Cette extension abusive est un peu la faute des médecins. Comme dans les idées du profane, il est bien porté d'être neurasthénique, infamant au contraire d'être hystérique, ou épileptique, ou dégénéré, ou mélancolique, ou surtout aliéné, les familles adoptent volontiers le premier terme vis-à-vis de l'entourage, avec la complicité tacite ou explicite du médecin. Il importe ici de prendre le terme *neurasthénie* dans son sens réel, qui est du reste celui de l'étymologie, faiblesse nerveuse. La caractéristique de la neurasthénie est que le sujet se sent affaibli, diminué tant au point de vue intellectuel qu'au point de vue du caractère, tant au point de vue de la puissance mentale qu'à celui de la force physique. Le malade devient incapable de travail suivi ou d'aucune occupation nécessitant quelque peine, quelque effort, quelque attention si minime soit-elle ; cette incapacité constitue l'*asthénie*. L'asthénie est un état qui existe dans certaines maladies touchant profondément l'organisme : le cancer, la tuberculose, et aussi et surtout dans les maladies destructives des capsules surrénales. Mais dans la neurasthénie, l'asthénie a ceci de particulier qu'elle s'accompagne d'un état nerveux (neurasthénie) se manifestant par l'irritabilité facile, les préoccupations sans cause bien définie, la perplexité, la tristesse, les craintes vagues. A ces symptômes se joignent des sensations douloureuses, maux de tête en casque, ou uniquement frontaux, sensation de fatigue physique et de courbature, perte d'appétit, enfin troubles intestinaux, spasmes, ballonnements localisés, gargouillements, état flasque du ventre, alternatives de constipation et de débâcles diarrhéiques, selles glaireuses ; ces troubles intestinaux sont si fréquents qu'il est logique d'établir un rapport entre la neurasthénie et l'entérocolite sans qu'il soit le plus souvent possible de dire lequel des deux états engendre l'autre, ou si tous deux ne sont pas plutôt la manifestation d'une déchéance générale du système nerveux organique (névrose du Grand Sympathique).

La faiblesse du système nerveux dont témoigne la neurasthénie est le plus souvent une faiblesse congénitale, mais plus ou moins aggravée par les circonstances de la vie. Les auteurs qui ont écrit sur la neurasthénie ne manquent pas de distinguer la neurasthénie accidentelle et la neurasthénie constitutionnelle, la première survenant à l'occasion de quelque violent choc moral ou physique (perte de situation, grande douleur, maladie grave, traumatisme violent) et guérissant complètement au bout d'un temps plus ou moins long, la seconde survenue sans cause bien apparente, ou pour des causes insignifiantes, récidivant à chaque instant et constituant en somme l'état mental habituel de l'individu. En réalité, la disposition à la neurasthénie suppose toujours une faiblesse nerveuse qui empêche de supporter les incidents pénibles de la vie, mais selon que cette faiblesse est plus ou moins accentuée, il suffira pour la faire éclater d'incidents légers ou il y faudra des chocs graves. Dans de rares cas, la faiblesse nerveuse est le reliquat de maladies graves de l'enfance ou de la jeunesse, mais le plus souvent elle est congénitale et héritée et témoigne des tendances névropathiques des parents. On a signalé aussi combien le diabète, la goutte, l'obésité, l'eczéma, en un mot les affections arthritiques sont fréquentes dans l'ascendance des neurasthéniques. De tout cela résulte que la neurasthénie étant souvent d'origine héréditaire, il devrait être fréquent de la voir transmise aux enfants, sinon en nature, du moins sous forme de disposition névropathique.

Eh bien, cela n'est pas. La neurasthénie est malheureusement tellement répandue à notre époque que tout médecin ayant quelque temps d'exercice n'est pas sans avoir dans sa clientèle des neurasthéniques, j'entends de grands neurasthéniques constitutionnels. Pour ma part, je soigne de nombreux enfants dont le père ou la mère est foncièrement neurasthénique. Ils ne sont pas spécialement atteints de névropathie, ils sont bien conformés et bien por-

tants, sains de corps et d'esprit. Ils seront appelés
à le rester si j'en crois ce que j'ai vu dans quelques
familles, où le grand-père ou la grand'mère neurasthéniques n'ont engendré la neurasthénie ni chez
leurs enfants devenus adultes, ni chez leurs petits-
enfants.

5° *Convulsions de l'enfance.*

Certaines convulsions de l'enfant traduisent le
début d'une maladie encéphalique dont l'évolution
entraîne, soit la mort (méningite tuberculeuse),
soit au moins des lésions définitives du cerveau
ayant pour conséquence l'idiotie ou la paralysie
(encéphalites, méningites aiguës, hémorragies cérébrales ou méningées). Ces convulsions « symptomatiques », c'est-à-dire apparaissant à titre de symptôme d'une maladie plus importante, sont très
différentes des convulsions « essentielles » qui nous
occupent ici, et je ne les rappelle que pour qu'on
se garde d'une confusion funeste.

Les convulsions essentielles, bien que ne différant des convulsions symptomatiques que par des
détails (généralisation plus complète, persistance
moindre, réveil plus prompt) n'en ont aucunement la
signification grave. Certains enfants chaque fois que
pour une raison quelconque, leur température atteint
40°, ou chez quelques-uns seulement 39°5, 39°, sont
pris de convulsions ; leurs membres, leur figure,
leur corps entier se raidissent, sont agités par des
secousses se répétant à quelques secondes d'inter-

valles, la respiration devient bruyante ; au bout de quelques minutes, le corps se détend, mais l'obnubilation persiste quelque temps, l'enfant reste abattu, hargneux, somnolant durant quelques heures ou toute une journée. Puis l'enfant sort de cette somnolence, et aucune trace ne subsiste de l'incident, mais la convulsion peut se renouveler dans la soirée ou le jour suivant si la fièvre atteint de nouveau un degré élévé. Chez certains enfants, la convulsion est liée tellement à la température, qu'on évite l'accès en maintenant artificiellement une température basse au moyen d'antithermiques (cryogénine, antipyrine, pyramidon) ou par des bains frais. Certains enfants font aussi des convulsions sans élévation de température, à l'occasion de douleurs (éruption dentaire), de peur (chute, surprise), d'intoxication (indigestion), de contrariété, de colère, mais c'est plus rare, et cela doit faire craindre plus tard des crises mieux caractérisées d'hystérie ou parfois d'épilepsie. Sauf ces derniers cas, la disposition aux convulsions disparaît vers l'âge de 5, 6 ou 7 ans. Plus grands, les mêmes sujets, quand leur température s'élève, ne font plus des accès convulsifs, mais du délire.

Au point de vue hérédité, les convulsions ne se comportent pas autrement que l'hérédité névropathique en général. Tantôt la série des enfants d'un même couple a la tendance convulsive, tantôt un seul ou deux enfants sur plusieurs sont atteints, selon que sont échus à l'un ou l'autre enfant les éventualités de transmission de par la loi de dissociation de Naudin, et selon que des influences accidentelles ont pu agir ou non sur les parents à l'époque dé la conception, sur la mère pendant la grossesse, et sur l'enfant lui-même dans les premiers mois de la vie.

6° *Chorée.*

La curieuse névrose, connue sous le nom de *chorée* ou *danse de Saint Guy*, se manifeste entre 5 et 15 ans, pour une durée de 2 à 6 et 8 mois, avec rechutes possibles, par des gesticulations s'accentuant à l'occasion des mouvements volontaires, et cessant pendant le sommeil. Deux choses paraissent nécessaires pour les produire : d'abord le tempérament névropathique par hérédité ancestrale ou incidentelle, puis une infection qui est le plus souvent la fièvre rhumatismale polyarticulaire aiguë. Il faut, d'autre part, noter la prédisposition du sexe féminin : les filles sont atteintes deux ou trois fois plus que les garçons. Quelque temps après le début de la puberté, la prédisposition à la chorée disparaît, mais, chose curieuse, les femmes enceintes deviennent susceptibles de devenir choréiques, comme si leur symbiose avec leur enfant leur donnait quelque chose des dispositions pathologiques de l'enfance.

L'hérédité similaire est très rare, puisque Barthez, sur 334 observations de chorée, a retrouvé 10 fois seulement la chorée dans l'ascendance; Babonneix, sur 66 observations, note 2 fois la chorée chez la mère, 1 fois chez le père, 1 fois chez un grand-parent. Le même auteur trouve 14 fois la mère et 9 fois le père signalés comme « très nerveux »,

3 fois le père avait succombé à l'hémorragie cérébrale. Beaucoup plus fréquent est le rhumatisme
articulaire aigu des parents, noté 45 fois sur 100
par Garod, et 7 fois sur 66 cas par Babonneix. Les
faits forcent à admettre une parenté étroite entre
le rhumatisme et la chorée.

E. — Psychoses.

L'hérédité est de beaucoup l'élément causal le
plus important des maladies mentales ou psychoses.
Toutes les statistiques le démontrent. Woods et Hutchinson, d'après les registres statistiques des asiles
anglais, américains et allemands, trouvent que dans
22,6 p. 100 des cas de maladies mentales ayant
nécessité l'internement, un au moins des parents
avait présenté aussi des troubles mentaux ; ce chiffre
est un minimum, car bien des tares des ascendants
ou des collatéraux peuvent échapper dans une statistique recueillie de cette façon.

Briscoë (*The Journal of the Mental Sciences*, oct.
1895), dans une statistique plus restreinte, mais
plus fouillée) (*non numerandæ sed computandæ sunt
observationes*) trouve que sur 100 aliénés, 70 avaient
dans leur ascendance ou chez leurs collatéraux des
sujets atteints au point de vue mental.

La statistique suivante, due à Diem, donne une
idée de tares mentales qui se rencontrent le plus
souvent chez les parents des aliénés. Examinant
les pères et les mères de 1.563 aliénés d'une
part, de 2.220 personnes saines d'autre part, il

trouve pour 100 sujets les chiffres que voici :

	Parents d'aliénés.	Parents de sujets sains.
Psychopathies	19,57	2,34
Suicide	0,76	0,36
Bizarreries de caractère	15,16	4,37
Excès de boissons	16,69	7,65
Démence sénile	1,21	0,99
Apoplexie	5,36	5,04
Névropathies	2,75	5,67

Les psychopathies sont plus de huit fois plus fréquentes chez les parents d'aliénés que chez les parents de sujets sains ; les bizarreries de caractère, qui sont comme une ébauche de psychopathie, sont plus de trois fois plus fréquentes ; le suicide, les excès de boissons, qui témoignent aussi d'une anomalie cérébrale, sont plus de deux fois plus fréquentes. On remarquera que pour les maladies lésionnelles du cerveau, comme l'apoplexie, les chiffres sont au contraires à peu près identiques. Enfin, il est curieux que les névropathies soient plus rares, comme si la débilité nerveuse se traduisait sous des formes différentes, névroses ou psychoses selon les familles, l'hérédité des premières ne prédisposant pas aux secondes.

Il importe du reste de distinguer parmi les malheureux fous qui emplissent les asiles d'aliénés ; un certain nombre doivent leurs troubles mentaux à des maladies accidentelles qui ont porté leurs coups sur les centres nerveux, qui les ont plus ou moins lésés ou en ont plus ou moins troublé le fonctionnement. Dans ces cas, l'hérédité ne joue plus le rôle principal : elle n'est pourtant pas négligeable. Si le mal s'est porté sur le cerveau, c'est en général que celui-ci était en état de réceptivité. Nous avons déjà vu que la syphilis ne frappait sur le cerveau pour causer la paralysie générale que dans les populations civilisées, qui font fonctionner exagérément leur cerveau. Plus typique est le cas des délires infectieux ou toxiques qu'on observe au cours des maladies infectieuses, des intoxications ou des autointoxications (urémie) chez certains sujets : ils apparaissent avec une bien plus grande fréquence et une bien plus grande intensité chez les sujets prédisposés héréditairement et manquent en général chez les autres. L'alcool provoque chez certains des délires violents, des hallucinations, des impulsions homicides, à des doses qui chez des non-prédisposés seraient facilement supportées. On peut en conclure que, même dans les *psychoses dites secondaires*, la prédisposition due à l'hérédité joue un rôle important.

Dans les *psychoses proprement dites*, dans les folies évoluant sans lésions apparentes du système nerveux, et sans causes décelables autres que les causes occasionnelles qui ont simplement déclanché un mal latent, le rôle de l'hérédité est encore plus net. Les publications des aliénistes le confirment journellement. Certains faits sont tout à fait impressionnants tel celui apporté par Hammond : un homme, à l'âge de 35 ans se suicide en se tranchant la gorge avec un rasoir dans un bain ; il laisse trois enfants, deux garçons et une fille, qui se suicident tous trois de la même façon que leur père, les deux garçons à 35 ans, comme leur père, la fille à 34 ans ; cette dernière avait un fils ; à 31 ans, il se suicide par le même procédé que sa mère, son grand-père et ses deux oncles. Mabille a publié les observations de trois sœurs qui se suicidèrent à quelques années d'intervalle en se jetant dans le même canal. Dans une famille dont Maccabrani a signalé la triste histoire, le père se suicide d'un coup de pistolet à 62 ans, deux de ses fils font de même à 22 et à 28 ans, un troisième fils meurt assassiné laissant un garçon qui se suicide à 17 ans avec la même arme que son grand-père et ses oncles ; un quatrième enfant, une fille, s'empoisonne à 26 ans.

Les recueils consacrés à l'aliénation mentale sont emplis d'observations d'aliénés, de délirants, de détraqués, dans lesquelles on trouve noté qu'un délire ou un travers analogue existait chez le père ou chez la mère du sujet, ou parfois chez un grand-parent, un oncle, des cousins. Plus souvent encore, c'est une *hérédité à transformation* qui est notée. Ainsi un homme enfermé pour un délire de persécution avec idées homicides laisse plusieurs enfants, un est faible d'esprit, tiqueur, un autre s'habille de façon bizarre, porte des coiffures de forme particulière, a la manie des voyages, de l'instabilité. Dans l'ascendance, la descendance, ou la famille collatérale des aliénés, on rencontre assez fréquemment la neurasthénie, l'épilepsie, l'hystérie, et surtout les anomalies de caractère et les bizarreries, plus encore que les formes mentales caractérisées et obligeant à l'internement. Plus exceptionnelle est l'hérédité similaire, c'est-à-dire la répétition chez les individus d'une même maladie mentale revêtant la même forme morbide. Demay, qui a consacré sa thèse aux *Psychoses familiales*, en a réuni cependant une série d'observations concernant le plus souvent des manies-mélancolies ou des démences précoces. Il fait remarquer toutefois que ces psychoses familiales n'offrent dans leur symptomatologie ou leur évolution rien qui permette de les différencier des psychoses qui atteignent des individus isolés. On ne peut donc envisager en psychiatrie un groupement de maladies mentales familiales analogue au groupement maladies nerveuses familiales en neurologie. Enfin, il faut tenir compte que dans certains cas, l'identité du délire ou des hallucinations chez des aliénés de même famille peut tenir à l'influence du milieu familial et à la contagion mentale qu'on a observée quelquefois entre personnes non parentes, particulièrement entre mari et femme.

En somme, l'hérédité domine la genèse des maladies mentales ; souvent il s'agit d'hérédité dissemblable, mais l'hérédité similaire s'observe également.

Ce qui précède s'applique spécialement aux grands types d'aliénation mentale (délire chronique de persécution, mélancolie, folie intermittente). Ces types de folie ont été appelés constitutionnels en considérant qu'ils surviennent comme conséquence de la constitution primordiale propre de l'individu. Ils sont comme cette constitution elle-même la conséquence de l'hérédité. Ils surviennent avec un caractère de fatalité analogue à ce qui se voit dans les maladies familiales. Les circonstances extérieures n'ont d'autre influence que de rendre manifeste une prédisposition latente, comme le coup de froid qui déclanche la crise d'*œdème circonscrit essentiel familial*, comme le choc cutané qui fait apparaître la bulle dans la *dermatite bulleuse héréditaire*, comme le coup qui provoque l'affaissement vertébral dans la *cyphose hérédo-traumatique*, comme l'écorchure qui est l'occasion de l'hémorragie cutanée ou muqueuse dans l'*hémophilie*.

A ces grands types d'aliénation mentale grave et fortement caractérisée, il faut opposer les états mentaux tout différents qui ont été groupés sous le nom de *folie des dégénérés* (Morel, Magnan). Bien que pouvant revêtir des apparences qui rappellent les grands types ci-dessus, bien qu'il y ait parmi les dégénérés des formes à type de persécution, de mélancolie, de manie, l'évolution du mal est tellement différente que la distinction s'impose.

Les folies des dégénérés sont des folies fugaces, éphémères, des « bouffées » selon le terme consacré, mais ces bouffées ne sont que des exacerbations momentanées d'un fond primitif anormal, soit anomalie intellectuelle (*débilité mentale*), soit anomalie affective (*folies émotives*), soit anomalie morale (*folies morales*). Dans ces états anormaux de dégénérescence figurent en première ligne toutes les obsessions, toutes les tendances impérieuses, toutes les phobies (folie du doute, arithmomanie, agoraphobie, délire du toucher, instabilité mentale, etc.).

En outre, l'état de dégénérescence est caractérisé par ce fait que des anomalies physiques rentrant la catégorie des déviations du développement coexistent avec les anomalies mentales : les plus fréquentes sont le chétivisme général, le défaut de taille et de corpulence, l'infantilisme, les anomalies de conformation et de développement des organes génitaux externes (hypospadias, épispadias), les anomalies de forme du crâne et de la face (asymétries craniofaciales, saillies anormales, prognatisme exagéré), les anomalies du pavillon de l'oreille (oreilles désourlées, tubercule de Darwin, lobules soudés), les anomalies de forme et d'implantation des dents, les anomalies de coloration des cheveux et des yeux, etc. Notons cependant qu'on a englobé dans les stigmates de dégénérescences certaines variations morphologiques qui sont au contraire des caractères de race (nez des Bourbons, nez des Juifs, grosses lèvres des Hapsbourgs et certaines conformations acquises par incidents de la première enfance (phimosis, certaines déformations rachitiques du squelette, etc.)[1]. Il n'en reste pas moins que la dégénérescence mentale s'accompagne pour ainsi dire toujours de tares physiques particulières.

Il faut donc, aux types d'aliénation mentale grave et fortement caractérisée, opposer les états mentaux tout différents qui ont été groupés sous le nom de folie des dégénérés. Les premiers sont, nous l'avons vu, des états constitutionnels, donc foncièrement héréditaires. Dans les seconds aussi, l'hérédité joue un grand rôle, à tel point qu'on a appelé aussi la folie des dégénérés folie des héréditaires. Mais il s'agit d'un tout autre mode d'hérédité. Les grands aliénés sont fils d'aliénés ou au moins descendants de sujets à mentalité anormale. Les dégénérés sont des sujets dont le développement, tant physique que mental, a été troublé du fait d'influences nocives ayant agi dans les stades précoces de ce développement, soit au cours de la première enfance, soit sur

---

1. E. Apert. Quelques remarques sur les stigmates de dégénérescence; signification et transmissibilité de certains d'entre eux. *Eugénique*, mai 1913, p. 83.

le germe fécondé (incidents de la grossesse), soit plus souvent encore et plus efficacement sur les gamètes mâle ou femelle (maladies chroniques et intoxications du père ou de la mère). En somme, les dégénérés sont des sujets physiquement et mentalement déviés, et par suite plus ou moins distants du type de race ou de famille que l'hérédité leur aurait donné si cette déviation n'était survenue. La dégénérescence est donc le contraire de l'hérédité. Cette proposition qui étonne tout d'abord les personnes habituées à employer le langage usuel des aliénistes, s'impose cependant à qui réfléchit. Féré, sans l'exprimer explicitement, y a conduit en fait par tous ses travaux, et Raymond, examinant les études de Féré, en a tiré très logiquement la conséquence, quand il a écrit à leur propos : « En somme, la dégénérescence, vue de haut, est la perte des qualités héréditaires qui ont déterminé et fixé les adaptations de la race ». (*Bulletin Médical*, 1895, p. 326, leçon sur l'*herédité en pathologie nerveuse*). La dégénérescence est en résumé une déviation contraire à l'hérédité.

Autrement dit, il existe une différence très grande, au point de vue de l'hérédité, entre les aliénations mentales proprement dites et les états mentaux des dégénérés. Dans les premières, le malade a hérité de ses ascendants une constitution mentale particulière, destinée à évoluer vers la folie ; ce sont donc là, contrairement à l'expression courante, les vraies folies héréditaires [1]. Dans les folies des dégénérés, au contraire, les parents et les ascendants

1. Dans la *Paranoïa*, folie constitutionnelle, Tanzi et Riva trouvent l'hérédité mentale dans 96 p. 100 des cas.

peuvent avoir la constitution mentale la plus normale ; mais une cause éventuelle, accidentelle, extérieure, a troublé le développement des éléments
sexuels ou de l'ovule fécondé et a ainsi modifié
fâcheusement l'individu ; sur le physique elle a
causé les anomalies connues sous le nom de stig
mates de dégénérescence ; sur le moral elle a causé
un état mental anormal susceptible d'évoluer vers
ces états d'aliénation passagère, mais à rechutes,
qui caractérisent la folie des dégénérés.

Au point de vue qui nous occupe, le crime doit
être mis sur le même plan que les actes de folie.
Gœring, faisant des recherches sur 3.000 criminels
des prisons de Londres, selon la méthode du coefficient de corrélation de Galton, et recherchant les
criminels apparentés, a vu qu'il y a corrélation
nette entre le crime et l'hérédité, tandis que les
influences du milieu extérieur (alcoolisme, éducation familiale, scolarité) se traduisent par des
courbes dépourvues de tout parallélisme avec les
deux courbes connexes de la criminalité et des
tares mentales. Lorsqu'il y a hérédité double, les
coefficients de corrélation s'élèvent encore. Ces
recherches confirment cette idée, dont la vérification
peut se faire journellement, que les tendances mauvaises sont congénitales et fonction de l'hérédité.
Les circonstances du milieu n'agissent que sur la
façon dont elles se manifestent. L'éducation apprend
seulement à réfréner, à masquer les mauvais instincts, à n'y obéir que dans les limites où ils sont
le moins susceptibles de nuire à qui les possède.
L'instruction n'est pas une garantie contre eux, et
parfois même ne sert qu'à donner à ces sujets plus

de facilités pour satisfaire à moindre risque leurs dispositions vicieuses. Le crime doit être considéré au point de vue de l'hérédité comme relevant des mêmes mesures prophylactiques que l'aliénation mentale[1].

1. Cela ne veut pas dire qu'il faille négliger la répression : au contraire. La crainte de la répression est le moyen d'aider le sujet à résister à ses tendances criminelles. Voir à ce sujet, dans cette même collection, le livre de M. Maxwell, *Le Crime et la Société*.

CHAPITRE XVI

Un mot d'historique sur la notion de l'hérédité morbide et sur la conception de la dégénérescence.

L'idée de la dégénérescence progressive est une idée antique : Hésiode, Virgile. Elle n'est pas confirmée par l'anthropologie préhistorique. L'hérédité morbide était aussi connue dans l'antiquité : Manou, Hippocrate, Epicure, les médecins du Moyen Age, Pujol, Portal, Piorry, Lucas. Les thèses de doctorat en médecine d'Emile Combes sur l'*Hérédité des maladies* (il l'a niée complètement !) et de Georges Clemenceau sur la *Génération des éléments anatomiques.*

Morel et son *Traité des Dégénérescences*, Magnan et la folie des dégénérés. Extension abusive du terme de dégénérescence. Réaction actuelle.

Les études récentes sur l'hérédité et sur l'amélioration de la race. Galton. Les études eugéniques.

Les faits concernant la folie des dégénérés telle que les aliénistes la conçoivent actuellement ne constituent qu'un élément, le plus objectif et le mieux établi il est vrai, d'une conception beaucoup plus vaste, celle de la dégénérescence.

Pour bien comprendre la question de la dégénérescence, il est nécessaire de montrer comment cette conception a été introduite par Morel dans la médecine et spécialement dans la psychiatrie, comment ensuite elle a été étendue et généralisée, et quels rapports elle a avec la question de l'hérédité morbide.

L'idée vague d'une dégénérescence progressive de l'espèce humaine est aussi ancienne que le monde. L'un des plus anciens poètes grecs, Hésiode, traduisait une idée courante lorsqu'il enseignait que s'étaient succédé sur le globe les hommes de l'âge d'or, parfaits et heureux, ceux de l'âge d'argent déjà inférieurs aux précédents par le physique et par les mœurs, ceux de l'âge d'airain robustes et vaillants, enfin ceux de l'âge de fer inférieurs en tout aux précédents. Virgile avait cette même idée de décadence progressive de l'espèce : parlant des légionnaires romains tombés dans les batailles des guerres civiles, il dit qu'un temps viendra où le laboureur, découvrant dans ses sillons leurs ossements, s'étonnera de leurs grandes dimensions (*grandiaque effossis mirabitur ossa sepulchris*).

Les idées modernes sur l'évolution des êtres organisés semblent au contraire conduire à admettre l'idée d'une amélioration continue des espèces et l'espèce humaine ne doit pas faire exception à cet égard.

Toutefois, en fait, ce n'est pas une ascension continue que l'on observe, mais des oscillations successives ; si on remonte dans l'histoire de l'espèce humaine aussi haut que les découvertes de l'anthropologie préhistorique le permettent, on trouve d'abord sur notre sol la race de Néanderthal, très inférieure physiquement à la plus basse des races actuelles, et n'ayant qu'une industrie de silex taillé très rudimentaire. Puis, après des centaines de milliers d'années elle s'éteint et, sans transition, apparaît une autre race, évidemment immigrée, celle de Cro-Magnon et de la Madeleine, dont les restes se retrouvent dans les abris sous roche de la Vézère et les cavernes des Pyrénées; cette race est aussi grande, aussi orthognathe, aussi développée comme capacité cranienne, aussi belle physiquement, que les plus belles des populations actuelles; elle a d'emblée un sens artistique dont témoignent les peintures sur roche de la région pyrénéenne et les ivoires sculptés de la Madeleine; elle a une belle industrie de silex taillé; sa taille s'améliore lentement ainsi que son industrie au cours des dizaines de milliers d'années pendant lesquelles elle occupe seule notre sol. Ultérieurement, les populations sont moins uniformément belles, non parce que la race magdalénienne a dégénéré, mais parce que de nouvelles races ont apparu en Europe, s'infiltrant au milieu de la belle race primitive, et se mélangeant plus ou moins avec elle. La race magdalénienne était formée d'hommes de haute taille, à front haut, à crâne vaste et allongé, à orbites rectangulaires. Les nouvelles races sont plus petites, leurs crânes sont arrondis (brachycéphalie), leurs têtes carrées, leurs orbites tendent à être circulaires; elles apportent des armes plus meurtrières, une industrie plus pratique mais moins artistique, des idées religieuses (inhumation des morts, figures et sculptures rituelles, dolmens, menhirs); le bel art de la Madeleine disparaît totalement. Puis la fusion des races s'effectue, les mélanges par invasions ou migrations, dont l'histoire ne nous fait connaître que les plus récentes, se multiplient tellement qu'on ne peut plus savoir si les variations, du reste minimes qu'on peut constater dans la suite des âges dans un sens favorable ou dans un sens défavorable dans une région donnée, ont pour cause une variation spontanée de la population, ou un changement dans les proportions des divers éléments raciaux qui la composent. Ainsi la capacité cranienne des crânes recueillis dans les cimetières parisiens a tendance à croître de siècle en siècle ; on est porté à conclure tout d'abord à un perfectionnement progressif, corrélatif d'un progrès de la civilisation ; mais, certains auteurs, notant que la forme du crâne varie corrélativement et que peu à peu les têtes deviennent moins longues et plus rondes, pensent que la variation tient à l'immigration continue vers Paris des populations bretonnes et auvergnates, à tête ronde et à crâne capace. On ne peut donc conclure. Des faits semblables se retrouvent dans toutes les régions. Il n'existe plus de race anthropologiquement pure [1].

S'il n'est pas permis d'affirmer que les populations actuelles vont s'améliorant, du moins on peut sans crainte taxer d'erreur les fables anciennes sur l'abâtardissement progressif des générations successives. On ne peut pas parler de dégénérescence de l'humanité dans son ensemble, ni même de dégénérescence d'une population considérée en bloc, sauf toutefois quand elle est frappée dans sa totalité par des

---

1. Les nationalités actuelles n'ont pas pour fondement la race, mais soit l'histoire (Suisse, Belgique, Canada), soit la langue (nouvelles nationalités du Centre et de l'Est de l'Europe), soit les deux à la fois (France, Espagne, Portugal, Angleterre, pays scandinaves, etc.).

facteurs morbides. La dégénérescence ne se produit donc que conditionnée par l'hérédité morbide.

La notion de la transmission aux enfants et aux descendants des qualités et des tares des parents et des ancêtres a du reste précédé de beaucoup celle de la dégénérescence, car elle est aussi ancienne que le monde. Dans les plus vieux documents qui nous soient parvenus (inscriptions égyptiennes, Bible, livres sacrés des Hindous et des Chinois) on la retrouve explicitement. Sur cette notion reposent les prescriptions détaillées des vieux codes hindous (lois de Manou) sur le mariage, ainsi que le régime des castes ; certaines prescriptions bibliques s'en inspirent ; le dogme du péché originel n'en est qu'une traduction. Les philosophes grecs, en particulier Platon et Aristote, et les médecins grecs, Hippocrate en tête, attachaient une grande importance à l'hérédité. L'enseignement d'Épicure à ce sujet est exprimé par Lucrèce dans un passage significatif du *De natura rerum* (vers 1204-1225, livre IV).

Tum similes matrum materno semine fiunt
Ut patrius patrio : sed quos utriusque figuræ
Esse vides juxtim, miscentes volta parentum,
Corpore de patrio et materno sanguine crescunt.
Semina cum Veneris stimulis excita per artus
Obvia conflixit conspirans mutuus ardor,
Et neque utrum superavit eorum, nec superatum est.
Fit quoque ut interdum similes existere avorum
Possint, et referant proavorum sæpe figuras,
Propterea, quia multa modis primordia multis
Mista suo celunt in corpore sæpe parentes,
Quæ patribus patres tradunt a stirpe projecta.
Inde Venus varia producit sorte figuras,
Majorumque refert vultus, vocesque, comasque ;
Quandoquidem nihilominus hæc de semine certo

> Fiunt, quam facies est et corpora membraque nobis.
> Et muliebre oritur patris de semine sœclum,
> Maternoque mares existunt corpore creti.
> Semper enim partus duplici de semine constat,
> Atque, utri simili est magis id quocunque creatur,
> Ejus habet plus parte æqua : quod cernere possis,
> Sive virum soboles, sive est muliebris origo[1].

J'ai cité un peu longuement ce passage parce que chaque vers porte : on y trouve l'amorce de toutes les découvertes modernes, l'atavisme, les caractères latents, les caractères dominants, la double et égale influence paternelle et maternelle. Tant il est vrai que les antiques Hellènes, s'ils n'ont pas tout connu, ont à peu près tout deviné.

Le Moyen Age suit, comme il est de règle, l'antiquité dans ses opinions sur l'hérédité. Fernel, Paracelse, Stahl, Boerhave, Cullen, Barthez en mettent

---

1. Les enfants ressemblent à la mère du fait de la semence maternelle et au père du fait de la paternelle; mais on les voit exactement participer des formes de l'un et de l'autre parent; ils mélangent les deux visages et grandissent à la fois du sang paternel et du sang maternel. Une mutuelle ardeur conspirant au même but a ménagé la rencontre des semences soulevées dans les corps par les aiguillons de l'amour, et aucune des deux ne l'emporte sur l'autre.

Il arrive aussi que les enfants ressemblent aux aïeuls et reproduisent souvent les figures d'ancêtres éloignés parce que les parents cachent souvent dans leurs corps, mélangés de façons diverses, de nombreux principes que les pères transmettent aux pères à partir de la souche première. Ainsi l'amour fabrique des formes variées, et reproduit les visages, les voix, les chevelures des ancêtres; toutes ces particularités sont transmises par la semence aussi bien que la physionomie, la taille et les attitudes. Les femmes naissent aussi bien de la semence paternelle que les mâles de la semence maternelle; car toujours l'embryon est produit par une double semence, et si l'enfant ressemble plus à l'un des générateurs, c'est que la semence de celui-ci l'a emporté; on le remarque aussi bien dans l'ascendance des hommes que dans celles des femmes.

en relief l'importance. Montaigne, nous l'avons vu
(page 214), y croyait fermement.

Plus près de nous Pujol (1790), Portal (1808),
Lereboullet (1834), Piorry (1840), consacrent des
ouvrages importants à l'hérédité dans les maladies
et Lucas, dans son important « Traité philosophique
et physiologique de l'hérédité naturelle dans les
états de santé et de maladie » (1850), essaye, à côté
du rôle de l'hérédité, de distinguer celui de l'*innéité*,
qui serait la faculté par laquelle se produiraient dans
la descendance des caractères nouveaux, absents
dans l'ascendance.

En opposition avec cette unanimité, il nous a paru
curieux de reproduire ici une page d'une paradoxale
thèse dont l'auteur n'a pas craint de protester contre
l'opinion unanime des anciens et des modernes sur
la puissance de l'hérédité. Il combat avec acharne-
ment l'opinion courante. Cet auteur n'est autre que
M. Émile Combes, le futur président du Conseil des
Ministres ; sa thèse de 1868 est intitulée : *Considérations sur l'hérédité des maladies*. En voici un extrait:

L'hérédité admise en principe, sur la foi des auteurs qui se
faisaient l'écho de l'opinion populaire, on a cru l'avoir
démontrée directement par quelques faits d e coïncidence.

S'il suffisait qu'une opinion ait été de tout temps enseignée
pour qu'elle eut le droit d'être classée au nombre des vérités
acquises, assurément aucune doctrine ne commanderait plus
le respect que la doctrine de l'hérédité des maladies. Parcourez
la littérature médicale : les plus grands noms comme les plus
obscurs adhèrent à cette doctrine; tous admettent l'hérédité
comme un fait indiscutable; tous la dénoncent comme la
source des plus graves maladies... En présence de cet accord,
un médecin n'avait-il pas à craindre d'être taxé d'irrévérence
et de sot orgueil s'il conservait et manifestait un reste de
doute sur une doctrine que recommandait l'assentiment unanime des esprits.

Il a donc fallu plus que du courage à A. Louis [1] pour résister à l'entraînement général et pour combattre une opinion d'autant plus affermie qu'à la puissance du préjugé, elle joignait l'avantage d'expliquer le plus commodément du monde l'origine d'une foule de maladies. Mais vainement, dans son mémoire de 1748, Louis essaya de discréditer la thèse de l'hérédité. La protestation isolée émut à peine le monde médical et presque aussitôt après Pujol put écrire sans soulever de véritables réclamations que presque toutes nos maladies portent le caractère de l'hérédité [2].

Consacrant peu de temps au travail de Pujol, et passant sous silence celui de Portal (*Considérations sur la nature et le traitement des maladies héréditaires et sur les moyens les plus éprouvés de les prévenir*, 1808; 2e éd., 1814), Combes s'applique surtout à réfuter Piorry, dont l'autorité était alors à son summum. C'est en quelques mots tranchants et brefs que Combes dénie, à propos de chacune des maladies héréditaires, et de la goutte en particulier, toute valeur à l'opinion du maître. Il montre que les habitudes, les circonstances de vie, le climat peuvent expliquer le retour d'une même maladie chez le père et chez le fils, et il considère du reste ce

1. Ce Louis n'est pas celui qui découvrit et décrivit (1829) les lésions intestinales caractéristiques de la fièvre typhoïde, mais Antoine Louis (1723-1778), chirurgien-major de l'hôpital de la Charité, qui écrivit, en 1748, une *Dissertation sur les maladies héréditaires*. C'était, lui aussi, un combatif; il écrivit cette même année 1748 et la suivante deux mémoires très vifs pour protester contre la subordination des chirurgiens aux médecins.

2. Le Dr Alexis Pujol (de Castres) envoya à la Société royale de médecine un *Essai sur les maladies héréditaires* qui fut récompensé d'une mention honorable. Ce mémoire est de 1790. On voit qu'il s'était écoulé 42 ans entre le travail de Louis et celui de Pujol. On trouvera donc que le « presque aussitôt après » du texte de Combes ne répond guère à la réalité.

retour comme peu fréquent. Pensant avoir démontré qu'il peut s'expliquer autrement que par l'hérédité, il nie absolument et complètement celle-ci.

Il est intéressant de rapprocher de la thèse de M. Émile Combes celle d'un autre jeune médecin à carrière politique retentissante. Dans la thèse de G. Clemenceau, *Étude sur la génération des éléments anatomiques* (1865), on pourrait croire, d'après le titre, qu'on trouverait exprimées quelques opinions sur l'hérédité. Il effleure seulement la question. Comme il le déclare dans un préambule, remarquable déjà par le style lapidaire qui lui fut plus tard habituel[1], M. Clemenceau s'attache seulement à rassembler des faits. Tout à fait respectueux de son maître Ch. Robin, dont le nom revient plusieurs fois dans presque chacune des 224 pages de la brochure, Clemenceau adopte, comme faits incontestables, les interprétations du maître, et, en particulier, à côté de la *génération* des éléments anatomiques par division ou par gemmation d'éléments préexistants, il admet avec Robin, que des cellules peuvent se former par *genèse*, c'est-à-dire de toutes pièces, dans des milieux organiques non cellulaires (*blastèmes* de Ch. Robin). Bien qu'il consacre une grande partie de l'ouvrage à l'étude de l'ovule, de sa fécondation et de sa segmentation, ce n'est qu'in-

---

1. Voici ce préambule:
« Observer exactement des phénomènes est le point de départ de la science; les grouper et les interpréter en est le but. Je n'apporte point d'observation nouvelle ; je rassemble des faits. »
« Les opinions que j'exprimerai n'engagent que moi. Je ne les ai point parce que j'ai fait ce travail; j'ai fait ce travail parce que je les avais. »

cidemment qu'il touche à la question de l'hérédité.
Les éléments cellulaires formés dans le liquide ont,
d'après Robin, tendance à être identiques aux éléments cellulaires voisins parce qu'ils naissent par
l'influence de ceux-ci; mais ils subissent, d'autre
part, l'influence du liquide qui fournit les matériaux
et qui tend à donner un certain degré d'indépendance aux éléments nouveaux. « C'est, ajoute-t-il,
cette aptitude à l'indépendance du nouvel être vis-
à-vis de ses parents que M. P. Lucas a caractérisée
du nom de *loi d'innéité*[1]. La *genèse* des éléments
anatomiques nous offre également à l'état d'ébauche
la représentation de cette loi d'innéité. L'innéité,
d'après M. P. Lucas est la force antagoniste de
l'hérédité, c'est la tendance de l'organisme à engendrer des individus qui conservent d'ailleurs les
caractères spécifiques propres à leurs ascendants,
mais sont doués de qualités spéciales en opposition
avec les lois habituelles de l'hérédité. En un mot
l'hérédité rapproche le descendant de l'ascendant,
et l'innéité l'en éloigne [2]. »

En note, M. G. Clemenceau ajoute une réflexion
judicieuse. (Il est très curieux, dans cette thèse,
de voir que c'est dans les notes qu'il faut chercher
les opinions personnelles, en général, très sagaces
et perspicaces, de l'auteur. Dans le corps de l'ouvrage, il se contente des opinions de son maître

---

1. On sait que dans *les Rougon-Macquart*, E. Zola a pris
pour base les doctrines de Lucas (1850) qu'il expose dans *Le
docteur Pascal*, mais à un moment (1893) où elles n'étaient
déjà plus qu'historiques.

2. L'innéité de Lucas est en somme la même chose que la
dégénérescence de Morel, sauf que ce dernier terme est toujours pris en mauvaise part.

Robin). Cette note est la suivante : « Il faut enfin rattacher à l'innéité l'influence modificatrice des milieux sur le produit de la génération. » C'est, ce qu'actuellement nous appelons les influences perturbatrices du milieu, ou influences incidentelles.

Enfin, dans le dernier chapitre de sa thèse, M. G. Clemenceau passe à la génération des éléments cellulaires *à l'état pathologique*, et c'est ce qui nous intéresse au point de vue de l'hérédité *morbide*. Il cite encore Robin pour dire que la pathologie n'est qu'une annexe des autres sciences. Il étudie les perturbations des propriétés organiques dont l'état moyen d'oscillation constitue l'état appelé état normal. Les perturbations organiques, comme toutes les autres, ne résultent jamais que du développement et du jeu d'influences réelles et conformes aux lois générales. Et M. Clemenceau ajoute cette courte, mais judicieuse note : « Parmi ces influences, celles des milieux sont au premier rang, bien qu'on ne puisse regarder toutes les maladies comme dues à des influences extérieures. » On voit qu'il fait implicitement une part équitable à l'influence ancestrale et aux agents extérieurs dans l'hérédité morbide.

Cependant, en 1857, Morel avait fait paraître son *Traité des dégénérescences physiques, intellectuelles et morales dans l'espèce humaine et des causes qui produisent ces variétés maladives*. Ni Clemenceau en 1865, ni Combes en 1868 ne paraissent en avoir eu connaissance. C'est qu'émises par un aliéniste et concernant surtout les aliénés, les doctrines de Morel n'avaient d'abord pénétré que le milieu restreint des médecins d'asiles et des médecins aliénistes.

Dans sa thèse de 1913 sur « l'Histoire des origines et de l'évolution de l'idée de dégénérescence en médecine mentale » M. Génil-Perrin a très finement et très complètement analysé les idées de Morel et leur genèse.

Profondément religieux (il avait été recueilli et élevé après la mort de son père par un ecclésiastique), Morel partait de cette idée que l'homme a été créé selon un type primitif parfait et non par une prétendue transformation progressive des espèces. Morel croit à la continuité et à la permanence absolue de l'espèce. Il en constate pourtant la variabilité apparente et il cherche à établir la différence qui existe entre les variétés naturelles, telles qu'elles existent autour de nous, et les variétés maladives de l'espèce humaine qui, pour lui, ne peuvent être que des dégradations, le type primitif étant parfait. Toute déviation du type est donc forcément pour lui une dégradation, ou, pour employer le terme qu'il a employé et qui est devenu d'usage courant, une dégénérescence. On voit combien l'idée primitive de Morel est éloignée des vérités biologiques.

Si pourtant l'idée de Morel a eu dans le milieu des aliénistes un succès légitime, c'est qu'elle permettait de faire, dans le vaste groupe des aliénations mentales, une première division répondant à une incontestable vérité clinique. Elle permit à Magnan, comme nous l'avons vu, d'édifier la distinction capitale entre les folies constitutionnelles et les folies des dégénérés. Pour exprimer cette distinction dans le langage de Morel, il faut considérer les premières, d'origine ancestrale, comme se transmettant à la façon dont les caractères des variétés naturelles s'héritent, à la suite ou non de croisements, dans les générations successives ; il faut au contraire considérer les secondes comme des variétés maladives, résultat, non plus d'une hérédité mentale similaire, mais d'une hérédité morbide dans laquelle les intoxications, comme l'avait déjà bien vu Morel, et aussi les infections et les souffrances physiques de toute sorte jouent le principal rôle.

Mais il est venu un moment où la conception de la dégénérescence a débordé la médecine mentale et a été utilisée en criminologie (Lombroso et son école), et en critique littéraire (Max Nordau). Dès lors, le terme de dégénéré est devenu dans les combats entre petits cénacles d'écrivains la grenade que se jettent à la tête les deux camps ennemis. Si bien qu'actuellement le terme de dégénéré est devenu d'un emploi tellement généralisé qu'il a perdu la précision que Magnan lui donnait ; aussi les aliénistes, ne reconnaissant plus leur enfant, protestent de toutes parts.

C'est M. Séglas (*Leçons cliniques sur les maladies mentales et nerveuses*) qui écrit : « L'étude de l'embryologie, de la pathologie, de l'hygiène même, pourra seule nous fournir des renseignements préliminaires sérieux, constatations absolument nécessaires avant de conclure à la dégénérescence, mot vague, d'une élasticité singulière ne faisant guère que cacher notre ignorance de bien des faits, hypothèses d'une utilité d'autant plus contestable qu'elle est devenue aujourd'hui plus mal définie et plus que

jamais sujette à une foule d'interprétations différentes. »

C'est Gilbert Ballet, cet esprit si lucide dont la
psychiatrie regrette la perte prématurée, qui écrit :
« Tout le monde à peu près est aujourd'hui d'accord
pour reconnaître que certaines affections tenues
pour des manifestations avérées de la dégénérescence sont le résultat, soit de conditions accidentelles défectueuses des générateurs au moment de la
conception, soit d'affections intra-utérines ou de la
première enfance. D'où il résulte que le mot de
dégénérescence, considéré au point de vue étiolo-
gique, a une signification vague et variable et que,
loin d'apporter dans le langage la clarté qu'y répand
un terme net et précis, il est de nature à jeter la
confusion dans les esprits... Je me suis servi comme
tout le monde du mot dégénérescence ; mais plus
je vais et plus je me convainc que la raison qui lui
a assuré le succès, c'est-à-dire le vague et par suite
la commodité de sa signification est précisément ce
qui doit le faire rejeter. »

C'est M. Toulouse (*Les causes de la folie*, 1896,
p. 321) qui n'accepte le terme de dégénéré que
comme une dénomination très extensive et très
vague qui ne peut subsister qu'en s'appliquant à
à l'ensemble des tares biologiques jusqu'à ce que
« l'avenir, utilisant les documents déjà analysés et
des documents encore non recherchés, les caracté-
risera plus sûrement qu'on a pu le faire et les divi-
sera en types cliniques différents. »

C'est Grasset, le regretté neurologiste de Montpellier, qui, dans ses nombreux ouvrages, s'attache à
atténuer ce qu'a d'excessif la doctrine de la dégéné-

rescence quand on l'étend inconsidérément. Avec la signification exagérée attribuée aux moindres anomalies, il serait bien difficile, dit-il, de trouver un individu qu'on puisse affirmer exempt de tout stigmate de dégénérescence.

Cependant les études sur la genèse des anomalies et la tératologie en général venaient confirmer la distinction à faire entre les anomalies. Chacune d'elles peut avoir, selon les circonstances, telle ou telle signification. Il est impossible de généraliser. Telle est la conclusion qu'on peut tirer, au point de vue qui nous occupe, des études des tératologistes français Geoffroy-Saint-Hilaire, Dareste, Féré, M. Rabaud.

C'est à ce moment que Galton par ses études sur l'hérédité (y compris l'hérédité morbide) et par la publication de son ouvrage *Hereditary Genius*, vint orienter les esprits dans une voie nouvelle. De ses études théoriques sur l'hérédité, il entreprit immédiatement de tirer les applications à l'amélioration de l'espèce humaine, et à sa suite un grand nombre de chercheurs tant en Angleterre qu'en Amérique, Pearson, Bateson, Davenport et autres, que nous avons eu occasion de citer au cours de ce volume, s'adonnèrent à ce but. Galton donna le nom d'*Eugénique* à cette nouvelle branche de recherches et définit l'Eugénique « l'étude des influences accessibles à l'action sociale qui peuvent amender ou améliorer les qualités de race des générations futures ». Après l'Angleterre et après l'Amérique, ces études furent poursuivies dans les autres pays et se sont assez développées en quelques années pour que nous ayons pu assister successivement à la naissance d'une *Société française d'Eugénique* (1912), d'un *Comité italien pour les études eugéniques* (1913), d'une section d'Eugénique branche du *Comité anthropologique danois* (1913), d'une *Société d'Eugénique* en Argentine (1916), d'une autre au Brésil (1918).

Un mouvement aussi actif ne pouvait manquer d'attirer l'attention des savants allemands. C'était au moment où l'Allemagne ambitionnait en tout la prééminence. Repoussant la dénomination d'origine anglaise, c'est sous le nom d'Hygiène des races « Rassenhygien », que l'Eugénique fut introduite en Allemagne. La *Deutsche Gesellschaft für Rassenhygien* devait être la Société centrale d'une *Internationale Gesellschaft für Rassenhygien* siégeant à Berlin et ayant des filiales dans tous les pays, France comprise ; des envoyés furent délégués dans les diverses capitales à cet effet. Le résultat ne fut obtenu qu'en Suède où se fonda la *Svenkt Sallskap for Rashygien*.

Les travaux des Sociétés Eugéniques et des congrès internationaux eugéniques[1] tendent à élargir la question de la lutte contre l'hérédité morbide en ne la limitant plus à la prophylaxie de la dégénérescence. Le but à poursuivre est défini dans les statuts de la Société française d'Eugénique, qui s'est donné pour fin « la recherche et l'application des connaissances utiles à la reproduction, à la conservation et à l'amélioration de l'espèce, et l'étude des questions d'hérédité et de sélection dans leur application à l'espèce humaine et des questions relatives à l'influence des milieux, de l'état économique, de la

---

1. Le premier s'est tenu à Londres en 1910. Le second devait avoir lieu en 1915 à San Francisco ; il a été empêché par la guerre.

législation, des mœurs sur la valeur des générations successives et sur leurs aptitudes physiques, intellectuelles et morales ».

De ce vaste programme, nous n'avons à envisager ici que ce qui a trait à la prévention des conséquences fâcheuses de l'hérédité morbide; c'en est du reste une partie importante.

CHAPITRE XVII

Les tares de l'hérédité morbide.

Troubles physiques, troubles psychiques, stigmates de dégénérescence. Abus de l'emploi de ce terme. Etude de quelques prétendus stigmates. Nécessité d'étudier de façon précise le déterminisme des tares.

Pour faire œuvre eugénique féconde, il importe essentiellement (comme l'a fait remarquer M. Houssay, professeur à la Sorbonne, devant le Congrès eugénique de Londres) d'être éclairé sur le déterminisme des tares et sur leur conservation par l'hérédité; on entrevoit seulement actuellement les facteurs primordiaux de ce déterminisme, et on se rend compte que, parmi les tares qu'engendre l'hérédité morbide, et parmi les conformations physiques ou les troubles physiologiques qui ont été classés comme stigmates de dégénérescence, il faut faire de nombreuses distinctions en ce qui concerne le mécanisme de leur genèse. Bien plus, beaucoup de prétendus stigmates de dégénérescence relèvent de tout autre chose que d'une hérédité morbide.

Il y a un certain nombre de conformations physiques anormales, qui, bien que souvent considérées comme *stigmates de dégénérescence* sont certainement de pures conformations vicieuses accidentelles, résultant d'un incident de la vie sans conséquence, et qui ne paraissent aucunement susceptibles de se transmettre par hérédité.

Il n'est pour ainsi dire aucune conformation physique anormale qui n'ait été considérée comme stigmate de dégénérescence : pour procéder de la tête aux pieds, signalons la situation anormale ou le dédoublement de l'épi des cheveux (c'est-à-dire du centre de convergence des lignes d'implantation des follicules pileux du cuir chevelu); la mèche de cheveux précocement blancs; l'implantation basse des cheveux sur le front et leur implantation en angle sur la médiane du front; la forme même du front : front élevé ou olympien, front à bosses frontales saillantes, front fuyant, etc; la forme du crâne : crâne en tour, crâne en carène, crâne en cœur, crâne oblique ovalaire, crâne natiforme (en forme de fesses), etc; la forme du nez : en selle, épaté, busqué, dévié, etc; oreilles désourlées, en anses, sans lobule, à lobule adhérent, etc. Je n'en finirais pas si je voulais continuer. Disons seulement qu'on a considéré comme les plus fréquents parmi les stigmates de dégénérescence les irrégularités dentaires, la voûte palatine en ogive, le sternum en entonnoir, les malformations cardiaques, la polydactylie, la luxation congénitale de la hanche, le phimosis, les hernies, les pieds-bots, le nanisme, le gigantisme, le chétivisme, l'obésité, la puberté précoce, la puberté retardée, la polyurie, l'incontinence d'urine, etc.

Il est très certain que beaucoup de ces anomalies

physiques ou physiologiques se retrouvent avec une fréquence exagérée chez les enfants nés de sujets tarés, en état d'alcoolisme chronique au moment de la procréation, ou atteints de syphilis relativement récente, ou de maladies chroniques retentissant sur la santé générale. Ils accompagnent d'autre part fréquemment des anomalies de même ordre portant sur le psychisme, et il est tout naturel par suite, qu'ils attirent fortement l'attention des aliénistes ayant à se poser cette question importante au point de vue du pronostic : Suis-je en présence d'une véritable aliénation mentale, d'une folie constitutionnelle, destinée à persister et à s'aggraver, ou ai-je affaire à une bouffée passagère de folie des dégénérés? Il n'en est pas moins vrai qu'il importe de distinguer entre tous ces prétendus stigmates de dégénérescence; ils ne peuvent pas être tous mis sur le même plan; ils ne doivent pas être considérés comme ayant tous la même importance. Certains n'en ont aucune. Un certain nombre de ces prétendus stigmates se produisent accidentellement dans l'enfance et ne sont ni congénitaux, ni d'origine congénitale ou héréditaire. Le mécanisme de production de quelques-uns de ces prétendus stigmates est tel qu'il n'y a à attacher à leur présence aucune signification au point de vue qui nous occupe.

Voici par exemple la petite malformation appelée *phimosis*. C'est une conformation spéciale du prépuce dont l'orifice est trop étroit, ce qui ne permet pas de découvrir le gland. On y remédie par l'opération dite circoncision. Eh bien, il est exceptionnel qu'elle existe à la naissance. C'est au cours de la première ou de la seconde année qu'elle se constitue dans la plupart des cas, du fait d'adhérences épithéliales qui se forment entre le gland et le prépuce et dont l'accumulation de matière sébacée facilite la formation. Quand on rompt ces premières adhérences en tirant doucement le prépuce en arrière, on met en liberté de petits amas de matière sébacée qu'elles emprisonnent. Il suffit ensuite d'enseigner aux mères à éviter le retour de l'irritation adhésive par quelques soins de propreté locale. On évite ainsi sûrement la formation du phimosis. On peut conclure que, dans la grande majorité des cas sinon dans tous, le phimosis a une cause des plus banales et ne peut être considéré comme un stigmate de dégénérescence.

Beaucoup plus souvent encore, on voit signalées comme stigmates de dégénérescence des conformations qui paraissent beaucoup plus importantes au point de vue qui nous occupe, celles qui portent sur la charpente solide de l'organisme, sur le squelette. Telles sont les déformations du crâne si diverses, la déformation en ogive de la voûte palatine, les incurvations de la colonne vertébrale, les déformations du thorax. Eh bien, beaucoup d'entre elles peuvent se constituer pour ainsi dire accidentellement. Mon maître M. Guéniot a décrit la plagiocéphalie, ou crâne oblique ovalaire des enfants qu'on laisse constamment couchés pendant les premiers mois sur le même côté. On sait combien le crâne de l'enfant est malléable et comment les pratiques ethniques ou simplement les coiffures locales peuvent le déformer (déformation toulousaine du crâne). Pour le rachis, on peut voir, et j'ai vu des *scolioses* se développer rapidement à la suite de pleuro-pneumonies aiguës. Les moindres obstacles à la respiration peuvent déformer le petit thorax souple des enfants et cela se voit chez les enfants atteints d'asthme ou d'obstruction nasale, ou de compression trachéale. Enfin le rachitisme et les végétations adénoïdes jouent un grand rôle dans les déformations de la voûte palatine, du système dentaire, du crâne, de la colonne vertébrale, du thorax ; mais je n'insiste pas sur ce sujet ; d'abord parce qu'il a été complètement élucidé par mon maître M. Marfan, puis parce que le rachitisme est moins une cause que l'aboutissant d'un état de souffrance chronique, ce qui permet d'invoquer la *dégénérescence acquise*.

On mentionne également fréquemment la présence de *hernies* chez les sujets dits dégénérés. Il faut, à ce point de vue, distinguer les *hernies congénitales* et les *hernies acquises*. Les premières, hernies inguinales et surtout hernies ombilicales, sont très fréquentes à la naissance chez les sujets les plus normaux ; elles guérissent presque constamment assez rapidement par une contention appropriée, et, quand elles subsistent ultérieurement, c'est en général moins à cause d'un état spécial du sujet, que parce qu'il n'a pas reçu les soins nécessaires ; comment y voir un stigmate de dégénérescence ? Quant aux hernies acquises, on distingue les *hernies dites de force* dues à un effort par trop violent ; elles ne peuvent être en cause ; et les *hernies dites de faiblesse*, qui seraient dues à une laxité congénitale de la paroi abdominale, donnant lieu à ce que Malgaigne décrivait sous le nom de *ventre à triple saillie* (saillie médiane entre les deux muscles grands droits de l'abdomen écartés l'un de l'autre, saillies latérales en dehors de chacun de ces muscles). Mais cette laxité de la paroi n'est jamais congénitale; elle relève des gastro-entérites de l'enfance, et de l'allongement de l'intestin qui en est la conséquence (Marfan). Elle aussi est donc accidentelle.

Des stigmates anatomiques passons maintenant aux stigmates physiologiques. Il en est un, *l'incontinence nocturne d'urine*, qu'on ne manque jamais de rechercher quand on poursuit les stigmates de dégénérescence. Je crois en effet qu'elle s'observe plus fréquemment chez les sujets dont le système nerveux est défectueux. Toutefois, il y a des cas où cette infirmité est la résultante d'une cause toute fortuite sur laquelle Mme Nageotte-Wilbouchevitch a attiré l'attention des médecins et dont ils ont pu vérifier la réalité. Elle est souvent due à ce que l'enfant des premiers mois est maladroitement incité aux mictions fréquentes par des mères, des sages-femmes, des nurses, ou trop zélées, ou qui veulent s'éviter des changes et des lavages; il s'agit alors d'une véritable éducation vicieuse de la vessie.

Voici, il me semble, un nombre d'exemples suffisants pour montrer combien il faut être prudent dans l'appréciation des « stigmates de dégénérescence ». Je crois qu'il faut attacher surtout de la valeur à la multiplicité des caractères anormaux et à l'imperfection morphologique générale, mais qu'il faut être au contraire très réservé s'il s'agit de donner une importance quelconque à une anomalie isolée.

Je désire maintenant attirer l'attention sur un

autre point. A savoir, la fréquence très grande chez les sujets normaux de certains caractères considérés souvent comme stigmates de dégénérescence. Je fais allusion à des conformations, le plus souvent héréditaires celles-là, véritables *caractères de famille* ou de *race*, mais dont la présence ne me paraît comporter aucune signification au point de vue de la dégénérescence.

Voici par exemple les *mamelons supplémentaires.* Eh bien! si on se donne la peine de rechercher leur fréquence chez des sujets quelconques, on voit qu'on les observe très souvent. Dans mon service d'hôpital, j'ai constamment, sur 60 hommes hospitalisés se renouvelant fréquemment, une moyenne de 5 à 6 sujets possédant un mamelon supplémentaire, et quelquefois en possédant deux. Sur les femmes, sans qu'on sache pourquoi, les chiffres sont beaucoup moins forts, mais j'ai encore occasion de constater plusieurs fois par an le troisième mamelon. Ce ne sont pas les sujets les moins vigoureux qui présentent l'anomalie, ni les moins bien doués physiquement ou psychiquement; elle semble n'avoir d'autre raison d'être qu'une disposition familiale tout à fait indépendante de toute autre anomalie physique ou mentale.

Je considère comme donnant lieu aux mêmes remarques une conformation dont l'étude est très intéressante grâce aux nombreux documents qui ont été réunis sur elle; je veux parler du *prognathisme du maxillaire inférieur*, conformation vicieuse qui a fait l'objet d'un très intéressant livre de M. Galippe. M. Galippe a étudié sa transmission dans les familles souveraines; il montre qu'elle apparaît dans la maison de Bourgogne dès Charles le Téméraire, qu'elle se transmet dans la maison d'Autriche et dans la maison de France, et que, entretenue par les *mariages consanguins* répétés, elle se fixe dans toutes les maisons souveraines catholiques. Voici donc une conformation qui se transmet depuis six cents ans, dans un groupe de familles de même souche et s'unissant constamment entre elles. Eh bien ! je dis que c'est là un *caractère de race* et non un *stigmate de dégénérescence*. Le *stigmate de dégénérescence*, c'est ce qui écarte le sujet du type normal dans son espèce, dans sa race, dans sa famille ; telles sont les modifications que provoquent dans le type familial l'hérédosyphilis, l'hérédo-alcoolisme, et toutes les souffrances des parents ; ici c'est le contraire ; ce qui caractérise cette conformation spéciale, c'est sa grande tendance à se reproduire identique à elle-même par l'hérédité.

Il en est de même pour de très nombreux caractères spéciaux, morphologiques, physiologiques, intellectuels et autres, et pour toutes les malformations familiales et maladies familiales. Il y a là un groupe d'anomalies très distinct des autres par la fixité dans la transmission et par le mode de transmission. Ces caractères se transmettent héréditairement à la façon des caractères normaux. J'ai trop insisté ci-dessus sur ce point, en traitant des maladies familiales, pour y revenir ici.

Ainsi, mis de côté, d'une part, de prétendus stigmates de dégénérescence qui sont d'origine purement accidentelle, d'autre part ces caractères de race éminemment héréditaires, il reste encore un vaste champ, une variété extrême d'altérations morphologiques, physiologiques, intellectuelles dont le mécanisme de production serait encore à préciser, mais que nous devons au moins provisoirement considérer comme les vrais stigmates de dégénérescence. Ce qui me semble plus que tout caractéristique de l'état de dégénérescence, c'est la déchéance totale de l'organisme, le *chétivisme* d'une part, la multiplicité ou du moins la pluralité des conformations vicieuses d'autre part. Toutes les causes qui entraînent un état maladif, un état de souffrance des parents peuvent entraîner cette dégénérescence des enfants ; nous avons vu que la syphilis est au premier rang en ce qui concerne les anomalies physiques, et l'alcoolisme en ce qui concerne les tares psychiques, mais il faut tenir compte aussi de la tuberculose, du paludisme, des intoxications de tout genre, de la misère et aussi des excès de tout genre, du surmenage, de la vie trépidante des grandes villes avec l'état nerveux qu'elle engendre, et encore de l'excès de bien-être avec ses conséquences d'inactivité physique, d'oisiveté et d'intempérance.

La question qui se pose à nous maintenant est de savoir si, quand ces causes ont agi à une première génération pour produire des descendants physiquement et psychiquement anormaux, en un mot des dégénérés, ces derniers sont susceptibles, s'ils échappent aux mêmes causes de modification, de produire des enfants revenant aux types normaux.

Morel, dans son *Traité des dégénérescences* (1857) n'envisage guère les modifications qu'à la première génération. Il parle, il est vrai, de variétés maladives, mais sans paraître attacher à ce terme une idée de permanence, ni même seulement de transmission, de la variété.

Toutefois ultérieurement, dans son *Traité des maladies mentales*, il est plus affirmatif : et en 1868 dans un article des *Archives générales de médecine*, il insiste sur l'*hérédité morbide progressive*.

Il décrit les défauts de symétrie du crâne, déjà figurés dans l'atlas annexe à son premier traité, les vices de configuration du pavillon de l'oreille, l'arrêt de développement des organes génitaux, la puberté tardive, le rabougrissement de la taille. Ce sont là, dit-il, les caractères essentiels auxquels on reconnaît les variétés maladives de l'espèce humaine. Les dégénérescences sont d'après lui des déviations maladives du type normal de l'humanité, *héréditairement transmissibles et évoluant progressivement vers la déchéance*. Il insiste toutefois sur ce fait que, s'il est vrai que la race maladivement transformée marche vers l'extinction quand la cause génératrice est persistante, au contraire, quand l'origine de la variété a été une maladie, sa puissance n'est pas assez forte pour empêcher la continuité de l'espèce, mais il semble dire qu'elle ne se continue que porteuse des modifications constituant la dégénérescence.

Est-il vrai qu'il puisse se constituer des variétés dégénératives persistantes? C'est très probable. A l'origine des anomalies familiales et des maladies familiales, il faut bien qu'il y ait eu une cause de variation. Mais, dans ces cas, la cause semble remonter loin dans la lignée ancestrale, et ce ne sont pas ces faits que visait Morel.

Dans les cas d'observation courante qu'il avait en

vue, et en particulier dans les plus fréquents, dans les modifications morphologiques dégénératives dues à l'alcoolisme et à l'hérédosyphilis, l'observation montre que le plus souvent, contrairement à la conception de Morel, les anomalies physiques ne se transmettent pas à la seconde génération. J'en connais plusieurs exemples frappants. Un homme, fils de syphilitique, petit, à grosse tête, à crâne natiforme, à nez ensellé caractéristique et atteint de punaisie (cette fermentation malodorante des fosses nasales qui se produit surtout dans les cavités nasales à forme modifiée par la syphilis héréditaire) a donné naissance à trois enfants bien conformés, sans anomalie physique, ni psychique, et ressemblant, d'une part à leur mère, d'autre part à leurs grands-parents paternels sans rien qui rappelle les anomalies du père. Je connais trois autres cas où des fils et filles de syphilitiques, mal développés physiquement, malingres, étroits de thorax, de poids très insuffisant, ont eu des enfants fort vigoureux, ne ressemblant nullement au parent malade, mais aux grands-parents de celui-ci.

Certes, on trouve chez les syphiligraphes nombre d'observations de transmission de la syphilis à la 2ᵉ et même 3ᵉ, voire 4ᵉ génération ; mais il s'agit de syphilis virulente, d'hérédocontagion en série et non de dégénérescence, d'hérédodystrophie syphilitique. La transmission en série d'hérédodystrophies parasyphilitiques ne s'observe pas.

Les observations portant sur tout un ensemble de population sont aussi très démonstratives dans le même sens. On sait que la Suède, au milieu du siècle dernier, a gravement souffert de l'alcoolisme.

Non seulement les alcooliques eux-mêmes, mais leurs descendants étaient gravement atteints. Des mesures législatives sévères, comme il faudrait en adopter en France, ont été prises. A la suite de ces mesures, et dès la première génération, la race a repris un excellent état, et les faits de dégénérescence y sont plus rares qu'en beaucoup d'autres contrées. Dans certains pays, la population entière était dégénérée pour des causes locales, soit *paludisme* (Dombes, Marennes, Sologne), soit *endémie goitreuse* (vallées des Alpes). Les travaux d'assainissement, desséchement des marais dans les pays impaludés, canalisation d'eaux non goitrigènes dans les pays goitreux, ont amené dès la première génération une transformation de la population et le retour à la taille normale.

Dans les cantons autrefois impaludés des Dombes, la proportion des réformés qui était de 52 p. 100 s'est abaissée à 9 p. 100. On peut, il est vrai attribuer une certaine part de ce relèvement à l'immigration. Mais il n'en est pas de même dans les vallées des Alpes, lesquelles se dépeuplent. D'après Bérard, les femmes goitreuses y savent très bien que, même après avoir donné le jour à des enfants goitreux ou crétins, elles peuvent très bien en avoir ensuite de normaux, si elles prennent la précaution de quitter la localité goitrigène et d'aller passer le temps de leur grossesse dans les « mayens » de leurs montagnes. Il semble donc bien résulter de ces faits que la dégénérescence due à l'endémie goitreuse ne se transmet ordinairement pas par la seule hérédité, et disparaît dans les générations qui cessent de subir la cause morbigène.

En faisant remarquer la non-hérédité de certains stigmates de dégénérescence, je ne prétends aucunement apporter une opinion dans la question de l'hérédité des caractères acquis, et des variations et mutations des espèces. Le fait que les stigmates en question ne se transmettent ordinairement pas dans les conditions des observations, ne prouve aucunement que certaines conditions nouvelles de vie ne puissent pas aboutir à certaines variations transmissibles du genre de celles étudiées plus haut p. 272 et qui constituent dès lors des caractères de famille ou de race. Ce que je dis, c'est qu'il n'en est pas ordinairement de même des états anormaux en relation avec l'hérédité morbide.

On peut d'autre part trouver des exemples de *régénérescence* quand on considère d'une façon plus générale la persistance, dans les générations successives, des actions de milieu sur les êtres vivants. Nous allons étudier ces actions dans le chapitre suivant.

CHAPITRE XVIII

Milieu biologique et tares héréditaires.

Les tares héréditaires sont comparables aux modifications morphologiques ou physiologiques obtenues dans les lignées animales ou végétales par des modifications du milieu. La persistance de ces modifications dans les générations successives est très variable. Parfois elles disparaissent dès le retour dans le milieu primitif; parfois elles persistent quelques générations; leur persistance prolongée est rare; on doit pourtant admettre que la persistance est quelquefois définitive; c'est le seul moyen d'expliquer la formation des nouvelles races.

La dégénérescence ne paraît pas devoir être plus fixe que les autres modifications dues au milieu biologique. Elle ne saurait donc avoir pour la descendance des conséquences irrémédiables.

L'influence du milieu sur un être vivant est évidente, en tant qu'elle amène des modifications immédiates et fugaces : le changement de couleur du caméléon par exemple. A un degré plus avancé, la modification est persistante et peut devenir héréditaire. Certains animaux polaires ont un pelage d'hiver différant comme nature du poil et comme coloration du pelage d'été. Transportés dans des pays tempérés, ces animaux perdent plus ou moins rapi-

dement et plus ou moins complètement la faculté
d'avoir un pelage d'hiver, et leurs descendants n'en
présentent plus trace.

Certaines espèces animales ou végétales sont particulièrement accessibles aux influences de milieu,
et leurs sujets peuvent, selon les circonstances dans
lesquelles ils se développent, présenter des différences telles qu'ils semblent appartenir à des
espèces distinctes.

Ainsi la renouée amphibie (*Polygonum amphibium*) présente deux formes à feuilles et à port tout
à fait différents selon que la plante pousse dans
l'eau ou sur la terre ferme. Dans le premier cas la
plante a des feuilles ovales, glabres et largement
pétiolées. La forme terrestre est au contraire
dressée, poilue, à feuilles lancéolées et sessiles.
Que la graine ensemencée provienne de l'une ou de
l'autre de ces deux formes, le résultat sera le
même ; cette graine donnera une plante glabre, à
feuilles ovales et largement pétiolées si cette graine
germe dans un terrain recouvert d'eau ; elle donnera une plante dressée, poilue, à feuilles lancéolées et sessiles si elle germe sur sol sec.

Un certain nombre de cas identiques ont été
décrits. Les espèces qui les présentent ont reçu le
nom *d'espèces à adaptation double*. Dans ces cas
l'action du milieu, très efficace sur l'individu lui-
même, ne se poursuit en aucune façon sur sa descendance.

Il n'en est pas toujours ainsi. Certaines plantes
poussant sur les montagnes prennent une forme
alpine assez caractérisée pour avoir été longtemps
décrite comme une espèce distincte. Les graines de

ces plantes alpines, dâns certaines espèces, donnent dès la première génération, quand elles sont semées dans la plaine, des plantes du type commun. Le cas est alors identique à celui du *Polygonum amphibium*. Mais dans certaines espèces le retour n'est pas immédiat, ce n'est qu'après plusieurs générations que la morphologie alpine a complètement disparu. Inversement les graines de la variété ordinaire, semées à haute altitude, ne donnent qu'après une ou deux générations des plantes à morphologie alpine. Dans ces cas il y a donc bien transmission d'un caractère acquis à la descendance, mais la modification due au milieu ne persiste pas plus d'une ou deux générations. Les animaux polaires qui ont un pelage d'hiver différant comme poil et comme coloration du pelage d'été cessent plus ou moins rapidement d'avoir ce pelage d'hiver lorsqu'ils sont transportés dans des régions tempérées, et leurs descendants n'en présentent plus trace. Mais on cite des cas inverses. Les *Tubifex*, petits vers d'eau douce, transportés dans l'eau saumâtre s'y acclimatent, et y prennent une forme spéciale, caractérisée en particulier par l'absence de soies. Si on en élève dans l'eau saumâtre plusieurs générations, ils ne peuvent plus reprendre la forme antérieure, car transportés dans l'eau douce ils ne tardent pas à périr.

On sait que les belles petites salamandres tachetées de feu sur fond noir, qui habitent nos campagnes, présentent une extension variable de leurs taches couleur de feu. Si on les élève sur un sol de teinte jaune, les taches jaunes augmentent peu à peu d'étendue. Elles diminuent au contraire lentement si l'animal vit sur un sol de teinte foncée. Cette transformation met des années à se faire et n'est jamais absolument complète. Il subsiste toujours soit quelques petites taches feu, soit quelques traînées noires. Les descendants des salamandres ainsi transformées naissent avec la même livrée que les parents, mais cette livrée reste susceptible de se modifier de nouveau selon la coloration du sol. Il y a donc dans ce cas transmission héréditaire d'un caractère acquis, mais la modification n'est persistante que si l'action du milieu continue d'agir dans le même sens.

La même salamandre est susceptible d'une modification qui porte non plus sur la morphologie, mais sur la physiologie, mais qui est considérable puisqu'elle transforme un animal ovipare en animal vivipare, et un animal à stade larvaire en animal naissant à l'état parfait. La salamandre se reproduit habituellement en allant à l'eau pondre une cinquantaine d'œufs qui éclosent presque aussitôt en donnant issue à des larves porteuses de branchies qui ne se transforment que neuf mois après en salamandres parfaites. Il existe dans les Alpes une variété de la même espèce qui vit sur des pentes où l'eau ne peut stagner ; elle ne peut donc pondre dans l'eau ; elle se reproduit en donnant naissance à deux petits seulement, qui naissent ayant déjà accompli dans le ventre de leur mère leur transformation en salamandre parfaite. Si on fait vivre la Salamandre des plaines dans une enceinte dépourvue d'eau stagnante, la plupart des œufs meurent, et l'animal pond seulement quelques salamandres ayant évolué jusqu'à l'état parfait. Inversement, si

on fait vivre dans l'eau la Salamandre alpine, elle y
pond, sinon des œufs, du moins des larves au
nombre d'une douzaine environ, qui restent quelques mois avant de prendre la morphologie définitive. Si on replace ensuite les jeunes de première
génération dans les conditions de vie habituelles à
la variété dont ils sont issus, on voit qu'ils conservent quelque chose de la modification subie par les
parents en ce qui concerne le nombre des petits et
leur plus ou moins grand état d'achèvement à la
naissance, deux choses qui varient en sens inverse.
Mais à la seconde génération, les modifications
acquises ne persistent pas.

On peut provoquer par un procédé analogue des
modifications de mœurs et de morphologie chez le
Crapaud accoucheur (*Alytes obstetricans*). Normalement il vit et s'accouple en terrain sec. Si on le fait
vivre à une température dépassant 25° qui le menace
de dessiccation cutanée, il se réfugie dans l'eau et y
reste tant que dure l'élévation de température. Si
elle persiste, il s'accouple dans l'eau. Au bout d'un
certain temps, il s'y est si bien accoutumé qu'il y
demeure même si la température extérieure a
baissé, et les petits nés pendant cette période ont
d'emblée les habitudes aquatiques et présentent aux
pouces des membres supérieurs chez le mâle une
excroissance, anormale dans leur espèce, mais
semblable à celle d'autres crapauds aquatiques, et
qui leur permet de maintenir plus facilement la
femelle pour pratiquer l'accouplement dans l'eau.
Il est très remarquable que, dans les croisements
entre la variété aquatique ainsi artificiellement pro-
duite et les individus normaux, la modification de

mœurs et de conformation caractérisant la nouvelle variété se transmet aux descendants selon les lois de Mendel, mais avec dominance en faveur du sexe mâle. Dans le croisement d'un mâle normal avec une femelle aquatique, l'état normal est dominant (à la première génération tous sujets normaux, à la seconde trois quarts de sujets normaux pour un quart de sujets modifiés). Dans le croisement d'un mâle modifié avec une femelle normale, l'état modifié est dominant (à la première génération tous sujets modifiés, à la seconde trois quarts de sujets modifiés et un quart de sujets normaux).

Quand le milieu agit sur des animaux pendant leur état de larve ou de chrysalide, on se trouve dans des conditions auxquelles on peut comparer celles des influences venant troubler le développement de l'enfant pendant sa vie intra-utérine. Certains papillons présentent des couleurs différentes selon que la chenille a vécu sur une espèce végétale ou sur une autre. Ainsi la chenille d'*Ocnaria dispar*, nourrie avec des feuilles de noyer au lieu de feuilles de chêne, donne des papillons dont les modifications de couleur persistent parfois jusqu'à la 2e et même la 3e génération, même si les chenilles de ces dernières générations ont été remises à l'alimentation normale. Les chrysalides de *Vanessa urticæ*, exposées quelque temps à une vive chaleur, donnent des papillons rappelant par le coloris de leurs ailes certaines variétés de l'espèce observées seulement dans les pays chauds. Ces modifications se conservent chez les descendants pendant les premières générations.

Si on agit de même avec les chrysalides d'un

coléoptère parasite de la pomme de terre, le *Lepti-notarsa decemlineata*, on obtient de même des modifications de l'insecte parfait, mais elles ne persistent pas dans la descendance ; si, au contraire, on agit sur l'insecte parfait, l'individu lui-même n'est pas modifié, mais ses descendants de première génération le sont.

Un autre papillon, le *Polyomnotus phlœas*, a une distribution géographique très étendue. Dans les pays chauds, ses deux générations annuelles ont les ailes noires ; dans les pays froids, toutes deux ont les ailes rouges ; dans les pays tempérés, la génération du printemps a les ailes rouges, la génération d'automne les ailes noires. Si on élève dans une étuve chaude des chrysalides de la variété septentrionale, on obtient d'emblée des papillons à ailes noires ; si on élève dans une enceinte réfrigérée des chrysalides de la variété méridionale, on obtient d'emblée des papillons à ailes rouges.

Chose curieuse, Delamare voit dans ces faits une preuve de l'hérédité des caractères acquis. C'est faute d'avoir un instant réfléchi. Il n'y a pas au contraire plus bel exemple de caractère échappant à l'hérédité et obéissant mieux à l'influence extérieure du moment.

On voit en somme qu'on observe la plus grande variabilité au point de vue de la transmission aux générations ultérieures des caractères acquis sous l'influence des actions de milieu. Certains de ces caractères ne passent pas du tout aux descendants, même quand ils ont modifié considérablement le sujet lui-même ; certains ne sont transmis qu'atténués, s'atténuent de plus en plus, et disparaissent au bout d'une, deux, trois générations, si la cause modificatrice a cessé d'agir; rarement enfin, on voit des caractères acquis persister indéfiniment et même se transmettre selon les lois de Mendel à la façon des caractères de variété les plus fixes.

Il faut observer que les modifications dues à des actions de milieu qui se montrent susceptibles de se transmettre aux descendants sont des caractères qui, anormaux chez les sujets considérés, sont normaux dans des variétés, ou des espèces, ou des genres naturels voisins, en sorte qu'en réalité il s'agit moins de caractères acquis que de caractères reviviscents, moins de nouvelles propriétés que de manifestation d'une tendance existant à l'état latent.

C'est ce qui explique que les modifications morphologiques violemment obtenues ne se transmettent nullement à la descendance. Depuis le temps où Mahomet a prescrit aux Musulmans, Moïse aux Israélites de couper le prépuce à tous les enfants mâles, le prépuce est resté tout aussi développé chez eux que dans le reste de l'humanité. Les lésions traumatiques ne se transmettent pas héréditairement. Les amputés engendrent des sujets normaux (voir page 175).

En ce qui concerne les modifications pathologiques, nous avons vu au contraire les changements survenus dans l'état de santé du générateur avoir souvent des conséquences graves pour ses enfants. Ce fait est solidement établi pour la première génération. Au contraire, en ce qui concerne les générations ultérieures, elles échappent le plus souvent aux retentissements de la cause modificatrice qui était en activité chez le grand-parent. Il n'y a donc de dégénérescence transmissible de génération en génération que celle qui est entretenue par la permanence des causes de dégénération. En conséquence il est permis d'envisager que la descendance des dégénérés n'est pas condamnée à constituer une lignée irrémédiablement tarée. Mais pour cela il faut qu'elle soit soustraite à l'action des causes nuisibles qui ont agi sur les parents.

CHAPITRE XIX

La lutte pratique contre l'hérédité morbide.

Moyens proposés pour entraver la reproduction des individus tarés. La stérilisation des aliénés, des criminels, etc., proposée en Suisse et appliquée en Amérique. La réglementation du mariage ; lois à ce sujet dans de nombreux États d'Amérique ; il semble qu'il faille plutôt réformer les mœurs que les lois ; l'examen médical en vue du mariage.

Protection de la femme enceinte et de la première enfance.

Le divorce pour cause de maladie héréditaire d'un des conjoints. Aliénation mentale et divorce.

La lutte contre les maladies génératrices de l'hérédité morbide : alcoolisme, syphilis, tuberculose.

Raisons d'envisager l'avenir avec optimisme.

Plus nous pénétrerons en avant dans la connaissance du déterminisme des tares morbides héréditaires, puis il nous sera loisible de les combattre efficacement. Notre connaissance de ce déterminisme est encore sur bien des points imparfaite, au moins quand il s'agit des faits particuliers et des points de détail.

Il ne faut néanmoins pas attendre qu'elle soit plus complète pour prendre les mesures susceptibles de remédier aux conséquences néfastes de l'hérédité morbide. Ce serait imiter le magister de la fable.

Une idée vieille comme les premières civilisations

est d'écarter de la reproduction tous les individus tarés. Les préceptes des codes hindous relatifs au choix des épouses aboutissent à ce résultat : on trouvera ces préceptes bien rigoureux quand on saura que Manou prohibe les alliances avec les familles qui n'ont pas d'enfants mâles, avec celles dont les individus sont velus ou affligés d'hémorrhoïdes, de phtisie, de dyspepsie, d'épilepsie, de vitiligo, d'éléphantiasis ; il interdit d'épouser les filles ayant les cheveux rouges, ou ayant un doigt supplémentaire, ou souvent malades, ou dépourvues de poils, ou exagérément poilues, ou ayant les yeux rouges.

Sparte était plus radicale encore puisque les enfants présentant une défectuosité physique étaient précipités dans l'Eurotas.

Cette même idée simpliste de préserver la race en écartant les anormaux de la reproduction a reparu récemment sous une forme moderne. Nœcke, Daniels, Rentoul ont proposé la stérilisation des aliénés criminels, des dégénérés, des alcooliques invétérés soit comme peine légale, soit comme moyen prophylactique de thérapeutique sociale. Il ne s'agit pas d'enlever les testicules ou les ovaires, ce qui n'est pas sans inconvénient pour la santé générale. Pour stériliser un homme il suffit de réséquer un centimètre du cordon spermatique de chaque côté à la racine des bourses ; pour stériliser une femme, il suffit de réséquer de même un centimètre de trompe de chaque côté, opération qui peut se faire par voie vaginale. Ces opérations ont été d'abord pratiquées en Suisse à l'asile Saint Gall, et en Amérique dans diverses localités, sur des aliénés à périodes lucides, ou des alcooliques, qui avaient donné leur consentement. Puis elles ont été imposées législativement. En 1907 l'Etat d'Indiana a enjoint aux établissements d'Etat chargés de la garde des criminels incorrigibles et des aliénés de faire examiner par un conseil d'experts médicaux les sujets désignés par le médecin chef de l'établissement auxquels il convient de défendre la procréation. L'année suivante trois cents stérilisations avaient été exécutées en vertu de cette loi. L'Etat de Californie est entré dans la même voie.

La France n'est pas mûre pour accepter de telles mesures. Il faut du reste faire bien attention à ce fait, qu'elles ne peuvent donner qu'un résultat très minime. Elles ne peuvent s'appliquer qu'à des individus assez anormaux pour s'être exclus eux-mêmes de la société, et être devenus justiciables de l'internement ou de l'emprisonnement. Peut-être peuvent-elles éviter la procréation d'indésirables, ce qui n'est pas un résultat nul. Elles ne peuvent, en tout cas, avoir qu'un effet bien limité sur le relèvement de l'ensemble de la race.

Dans une autre voie, on essayé la réglementation législative du mariage. Certes les mesures écartant du mariage les sujets susceptibles de procréer des indésirables n'empêchent pas complètement cette procréation puisque ces sujets se réfugient dans les unions illégitimes. Toutefois un certain nombre de législations étrangères ont cependant jugé qu'il était du moins utile de protéger la partie de la société en situation régulière de vie, et ont réglementé le mariage[1].

1. L'idée n'est pas nouvelle puisque déjà Platon (*Lois*, xi, page 925) proposait de faire décider par un tribunal de l'opportunité de tout mariage; le fiancé devait s'y présenter tout nu, la future nue jusqu'à la ceinture.

Beaucoup des Etats-Unis d'Amérique ont introduit dans leurs lois des dispositions interdisant le mariage aux épileptiques, aux faibles d'esprits, aux idiots, aux aliénés, aux individus atteints de maladie vénérienne transmissible (Colorado, Connecticut, Nord-Dacota, Delaware, Floride, Indiana, Idaho, Kansas, Maine, Massachusetts, Michigan, Minnesota, Ohio, Oklahoma, Oregon, Pennsylvanie, Utah, Vermont, Washington, Wisconsin). Certains d'entre eux agissent de même vis-à-vis des tuberculeux au stade confirmé (Nord-Dacota, Colorado, Floride), des buveurs habituels (Nord-Dacota), des criminels récidivistes (Nord-Dacota, Colorado), des individus qui ont été atteints de maladie mentale héréditaire même s'ils sont guéris (Nord-Dacota, Colorado), des indigents qui sont dans un état de santé ne leur permettent pas de gagner suffisamment pour entretenir une famille (Pennsylvanie, Indiana). Dans le Nord-Dacota, la loi n'est applicable qu'aux couples dont la femme a moins de 45 ans. Pour assurer l'application de la loi, il est prescrit de fournir un certificat de médecin, attestant l'absence des conditions médicales qui, d'après la loi, s'opposent au mariage. La production ou la délivrance de faux certificats est punissable d'une amende de 50 à 500 dollars et d'un emprisonnement de 1 à 30 jours.

Les législations européennes ne comprennent pas de dispositions analogues : toutefois le patriarcat arménien de Constantinople a édicté un règlement d'après lequel les Arméniens désireux de contracter mariage sont tenus de présenter au patriarcat un certificat médical établissant leur parfaite santé.

Un projet de loi interdisant le mariage aux épileptiques, aux tuberculeux, et aux syphilitiques à la période de contagiosité a été déposé à la Chambre roumaine.

On comprend les scrupules des législateurs à promulguer des dispositions législatives relatives à l'aptitude au mariage, quand on songe à quelles questions complexes on se heurte en pratique. Si on veut interdire le mariage aux tuberculeux, il faut certainement excepter les tuberculoses locales guéries sous peine d'éliminer de nombreux candidats, et si on fait une telle exception, à quelle limite exacte l'arrêter? De même beaucoup de cas d'inaptitude laissent place à des difficultés d'interprétation. On ne peut en telle matière légiférer en adoptant des dispositions légales précises, sous peine d'être beaucoup trop rigoureux, et, d'autre part, si on laisse place, pour chaque cas particulier, à une appréciation qui peut être sujette à varier d'un médecin à l'autre, on risque que la loi soit trop facilement éludée.

La solution semble être dans une réforme non des lois, mais des mœurs. Aux Pays-Bas, le conseil national des femmes a pris l'initiative, avec le concours de nombreuses associations philanthropiques, féministes, industrielles, savantes, etc., de fonder un Comité pour l'encouragement au certificat médicale en vue du mariage (*Comite ter bevordering van geneeskundig onderzock voor het huwelyk*). Ce Comité s'est donné pour but la vulgarisation de cette vérité que la consultation du médecin avant le mariage est un devoir moral qu'il est nécessaire de remplir, autant dans l'intérêt des personnes en cause que dans celui de leur postérité; il poursuit ce but au moyen de conférences, de publications, de distribution de brochures, de création de sous-comités, etc. Il s'occupe en outre de donner aux jeunes gens et à leurs familles des facilités pour obtenir ces consultations.

En fait, le public tend de plus en plus à prendre l'avis du médecin sur les questions médicales touchant le mariage, et même certaines administrations passant pour rétrogrades entrent dans la même voie. Ainsi le *Bulletin du Bureau d'hygiène de la ville du Havre* a rapporté qu'un jeune homme est venu demander au Directeur du bureau d'hygiène un certificat de bonne santé pour pouvoir épouser une jeune fille de 18 ans, pupille de l'Assistance Publique; cette administration, tutrice légale de la jeune fille, désirait, avant de donner son consentement au mariage, avoir certitude de l'aptitude physique du prétendant à être un bon père de famille. Une telle initative administrative mérite d'être signalée, encouragée et imitée.

Il faut toutefois observer que donner ou refuser à un sujet un certificat d'aptitude au mariage en général est une alternative qu'il n'est pas toujours possible de trancher d'une façon absolue. Nous avons vu à propos des maladies familiales que les sujets atteints de celles de ces maladies qui sont à hérédité récessive doivent se garder des unions consanguines, ou des unions avec des membres d'une famille où existerait quelque cas de la même maladie. Mais pour les autres unions, il serait exagéré de les écarter du mariage. Dans ce cas l'indication est formelle et le sujet est apte au mariage avec la plupart des femmes, inapte seulement avec quelques-unes ; cette distinction peut être moins précise quand il s'agit, non plus d'une maladie familiale définie, mais d'un tempérament ; il faut éviter que des névropathes s'allient entre eux ; mais il y a tous les degrés dans le tempérament névropathique, et, pour chaque union particulière, l'appréciation peut varier selon l'intensité plus ou moins marquée de la disposition vicieuse chez le conjoint. En outre, dans de telles appréciations, des renseignements précis sur les antécédents morbides du sujet et sur ceux de ses parents sont des plus utiles. Le sujet lui-même ne les donnera souvent que plus ou moins altérés et déformés, sciemment ou non. Quand il s'agit pour quelqu'un d'apprécier sa propre santé personnelle ou celle de sa propre famille, la raison des hommes les plus sains d'esprit et les plus droits chancelle souvent et arrive à transformer curieusement les faits. Seul le médecin de la famille sera suffisamment documenté pour pouvoir prononcer en connaissance de cause. C'est à lui que les familles devront s'adresser tout d'abord, et il prendra, s'il y a lieu, avis et consultation de tel spécialiste dont il jugera utile de connaître l'opinion, dans les cas où la décision paraîtrait discutable.

Il est certain que si de telles habitudes entraient de plus en plus dans les mœurs, les interdictions législatives d'accès au mariage pourraient se limiter aux quelques cas indiscutables tels que syphilis à la période contagieuse, tuberculose au stade de ramollissement, aliénation incurable confirmée, criminalité, etc.

On peut appliquer à la prophylaxie de l'hérédité

morbide en général ce que Magnan et Sérieux[1] écrivent dans un article sur la Prophylaxie sociale des maladies mentales.

« Dans notre état social, les infections et surtout les intoxications sont des puissants facteurs de dégénérescence. Par son action sur la descendance des parents intoxiqués, l'alcool fait sentir son influence dégénérative à fort longue échéance, pendant une période de plus d'un demi-siècle après l'intoxication. Des considérations analogues sont applicables à la syphilis.

« Dans le domaine des intoxications, et aussi, dans une mesure plus restreinte, pour les infections, il suffirait de *vouloir* pour enrayer le mal et diminuer, de moitié au moins, le nombre des victimes des maladies morbides.

« Au point de vue de la transmission héréditaire des tares dégénératives, il est nécessaire de faire l'éducation de l'opinion publique qui ne se soucie guère de sélection sociale. Le rôle du médecin est, dans l'espèce, considérable. Certaines unions doivent être déconseillées, en particulier quand les tares héréditaires existent dans les deux familles, ou quand l'un des futurs conjoints a présenté des troubles psychopathiques graves par leur nature, leur répétition ou leur caractère familial ou présente des tares héréditaires à la fois du côté paternel et maternel. Quand les tares nerveuses sont limitées à une seule famille et n'ont point présenté de caractère sérieux, on pourra se montrer moins rigoureux. On devra d'ailleurs établir une distinction entre la

1. Magnan et P. Sérieux. *Traité de thérapeutique pratique de A. Robin*, tome IV, p. 628.

signification des psychoses constitutionnelles et celle des psychoses accidentielles ou organiques. On interdira formellement le mariage aux anormaux constitutionnels malfaisants et aux sujets consangins présentant des tares psychiques ».

La prévention de l'hérédité morbide ne doit pas se limiter à des mesures de prévention contre les mariages destinés à être funestes. Elle doit persister pendant toute la durée du mariage. Nous avons vu au cours de ce livre quels dangers menacent l'enfant quand il est conçu au moment où l'un ou l'autre parent est en mauvais état de santé, ou quand il est porté par une mère malade. C'est encore le devoir du médecin de famille d'avertir les époux des périls d'une cohabitation féconde dans les périodes où soit le père, soit la mère est en état de santé défectueuse ; c'est lui encore qui prescrira à la femme enceinte le repos et l'exercice à doses variables selon l'âge, la vigueur, le tempérament de la future mère, et qui indiquera les prescriptions de régime nécessaires.

Dans les classes nécessiteuses, il était nécessaire d'assurer par des mesures sociales le repos nécessaire à la femme enceinte. Tel a été le but de la loi Strauss, qui porte à juste titre le nom du sénateur qui l'a arrachée à l'inertie du Parlement. Cette loi comporte les deux dispositions suivantes :

1° Les femmes en état de grossesse apparente pourront toujours quitter leur travail ou leur emploi sans délai-congé, et sans avoir à payer, faute de délai-congé, une indemnité pour rupture brusque de travail ; 2° dans tout établissement industriel et commercial public ou privé, toute ouvrière ou

employée dont l'accouchement approche, a droit à
un mois de repos comprenant facultativement la
quinzaine d'avant les couches, et obligatoirement
complété à un mois à la suite des couches. Pour
lui assurer pendant ce repos les moyens de subsister, l'Etat lui accorde une allocation variant
selon les localités de 0 fr. 50 à 1 fr. 50 par jour,
chiffres qui ont été augmentés au cours de la
guerre. Une addition à la loi, votée en 1914, a porté
à huit semaines la période d'allocation de repos, et a
étendu le bénéfice de la loi à toute femme dépourvue de ressources suffisantes, salariée ou non.

On sait que l'Académie de Médecine (1917), se
plaçant au point de vue du problème de la dépo-
pulation, a été beaucoup plus loin en demandant
une « allocation aux gestations » comprenant les
charges pécuniaires qu'entraîne la naissance et l'en-
tretien d'un enfant. D'après MM. Richet, Pinard et
Gley cette allocation devrait pour être efficace être
supérieure à au moins mille francs, et on pourrait
ainsi diminuer la proportion des enfants chétifs,
débiles et malingres.

D'autre part, la loi Durand a prescrit que les
mères nourrices travaillant dans les usines pourraient disposer, pour aller allaiter leur enfant, de
deux repos d'au moins une demi-heure chacun
coupant le travail de la matinée et de l'après-midi.
Cette heure ne pourra en aucune façon être
décomptée du montant du salaire. Les grandes
usines se sont pliées de bonne volonté à la loi que
plusieurs avaient même devancée; elles ont installé
dans les dépendances de l'usine des garderies ou
des chambres d'allaitement. Dans les usines de

guerre, grâce au concours des surintendantes d'usines, les avantages faits aux ouvrières enceintes ou nourrices ont été largement complétés par des institutions diverses.

Nous ne pouvons que mentionner ici de nombreuses œuvres facilitant à la femme son devoir de maternité : Mutualités maternelles, refuges-ouvroirs, asiles pour femmes enceintes et pour accouchées convalescentes, restaurants gratuits pour mères-nourrices, consultations de nourrissons, gouttes de lait, pouponnières, crèches, jardins d'enfants, magnifique floraison dont mon maître Budin, mort en plein travail [1], a semé la première graine.

Dans un autre ordre d'idées, des mesures sont à prendre pour prévenir au cours du mariage les conséquences graves qu'une maladie d'un des deux conjoints peut avoir pour l'autre conjoint et pour éviter les naissances d'enfants malades, infirmes ou idiots. Le divorce pour cause d'aliénation mentale incurable est admis par la loi en Suède, en Saxe, en Prusse, à Monaco, et dans la plupart des cantons suisses. Sous la Révolution, la loi de 1792 admit en France le divorce pour cause de « démence, folie, fureur » d'un des époux. Le Code Napoléon supprima le divorce (quitte à l'admettre ensuite pour l'empereur lui-même). Naquet, par sa ténacité, arriva à rétablir ce que Napoléon avait démoli : en 1848, il propose le rétablissement du divorce et échoue ; il revient à la charge en 1878 et il aboutit en 1884. Toutefois la loi Naquet n'est

---

1. Budin a succombé à Marseille d'une pneumonie ; il s'était rendu dans cette ville pour y faire une conférence en vue d'y fonder une consultation de nourrissons ; c'est en sortant de cette conférence qu'il prit le germe du mal.

pas conçue au point de vue eugénique, mais les magistrats y suppléent en invoquant l'injure grave : injure grave quand l'époux s'est marié quoique étant hors d'état d'avoir des enfants sains et sans en avoir averti son futur conjoint, ou quand il a dissimulé une tare héréditaire ; injure grave quand l'un des deux époux a contracté une maladie vénérienne contagieuse ; injure grave quand, sous l'influence d'un changement de caractère, un des deux époux se livre à des excentricités, à des violences, à des actes blamables. Mais, chose regrettable et illogique, quand ce dérangement mental est assez grave pour constituer aux yeux des profanes ce qu'il est toujours en réalité, c'est-à-dire un état morbide, le tribunal ne peut plus prononcer le divorce. On se rappelle peut-être l'histoire de ce pharmacien dont on dut délivrer la femme ; dans sa jalousie, il l'avait ligotée aux meubles de sa chambre, il l'avait encerclée d'une ceinture de chasteté. Le divorce allait être prononcé quand l'examen mental du patient révéla qu'il offrait (c'était facile de le supposer) de graves anomalies mentales. Le tribunal n'avait plus le droit de prononcer le divorce. Il s'en tira toutefois par un subterfuge en déclarant que l'aliéné avait des périodes lucides et avait continué à maltraiter sa femme pendant ces périodes lucides ! Tout est bien, qui finit bien, mais ne vaudrait-il pas mieux autoriser franchement le divorce pour cause d'aliénation incurable d'un des époux. On éviterait ainsi des procréations d'aliénés et d'idiots [1].

1. Voir la thèse de Manceau. Du divorce pour cause de maladie. Th. de la Faculté de médecine de Paris, 1917.

Quant aux procréations irrégulières, ce n'est qu'indirectement qu'on peut y diminuer dans la mesure du possible la proportion d'individus tarés. C'est par la lutte sociale contre les maladies qu'on peut diminuer en ce cas l'influence nocive de l'hérédité morbide, et en particulier par la lutte contre les maladies chroniques les plus répandues et les plus nocives au point de vue social : la syphilis, la tuberculose, l'alcoolisme. Contre ce dernier, il existe un moyen efficace, la suppression radicale de l'alcool de bouche telle qu'elle est appliquée dans les pays scandinaves et, aux Etats-Unis d'Amérique, par un nombre d'Etats qui croit d'année en année [1]. Pour les deux autres affections, la question est beaucoup plus ardue. Nous ne pouvons traiter ici ces questions qui n'intéressent celle de l'hérédité morbide que par voie de conséquence indirecte. Nous ne pouvons que renvoyer au livre très documenté du Dr Rénon : *les Maladies populaires : alcoolisme, syphilis, tuberculose*, et au volume du Dr Héricourt paru récemment dans la Bibliothèque de Philosophie scientifique : *les Maladies des Sociétés*, 1917.

Enfin tout ce qui peut contribuer à fortifier les individus et à les rendre plus résistants aux maladies a aussi pour conséquence indirecte de diminuer les ravages dus à l'hérédité morbide. Aussi convient-il de donner tous les encouragements à la formation physique des deux sexes par les méthodes appropriées. Il faut encourager la vie au grand air,

1. Au cours de l'impression de ce volume, en mars 1919, le Congrès des Etats-Unis a interdit dans l'ensemble des Etats l'usage de toute boisson alcoolique, y compris le vin et la bière. La fabrication, l'importation et la vente de ces liquides sont interdits.

les exercices physiques, les sports bien compris.

L'imposant mouvement dans ce sens qui existe non seulement dans le public mais aussi dans l'Université et les administrations donne tout espoir, que nous verrons à la suite de la guerre une sérieuse impulsion donnée aux mesures de ce genre.

Nous devons en somme envisager avec optimisme la lutte future contre l'hérédité morbide. Nous avons vu que la transmission des tares héréditaires d'origine morbide n'est ni fatale, ni, quoi qu'on en ait dit, progressive de génération en génération, à condition toutefois que les générations nouvelles soient soustraites aux causes dont ont souffert les ascendants. La lutte contre ces influences morbides s'organise, et, pour plusieurs d'entre elles, son efficacité est déjà prouvée par les faits. Il ne faut plus parler de dégénérescence de la race, mais affirmer sa régénérescence.

FIN

TABLE DES MATIÈRES

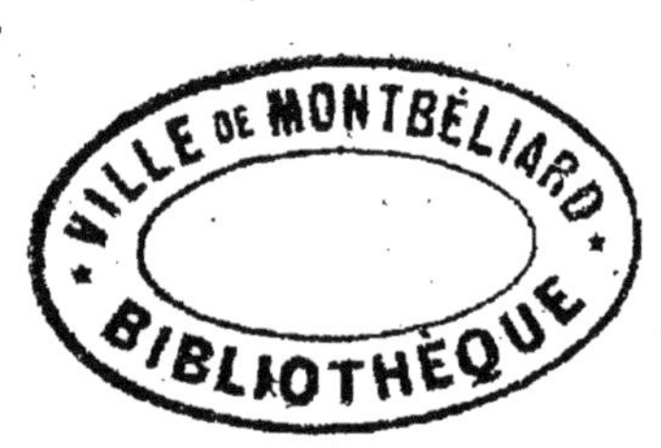

3424-4-19. — PARIS. — IMP. HEMMERLÉ & Cie
Rue de Damiette, 2, 4 et 4 *bis*.

Bibliothèque de Philosophie scientifique

DIRIGÉE PAR LE Dr GUSTAVE LE BON

1° SCIENCES PHYSIQUES ET NATURELLES

28518

www.ingramcontent.com/pod-product-compliance
Ingram Content Group UK Ltd.
Pitfield, Milton Keynes, MK11 3LW, UK
UKHW021050150726
13693UKWH00007B/194